I0077448

DEPOT LEGAL
HERAULT
Nº 296
18

CONTRIBUTION A L'ÉTUDE

DU

TRAITEMENT DES ACCIDENTS

QUI RECONNAISSENT POUR CAUSE UNE

INFECTION PUERPÉRALE RÉCENTE

PAR

Le Dr André CASTAN

Interne des Hôpitaux de Montpellier (Concours 1889)
Aide d'Anatomie (Concours 1887)
Aide de Clinique des Maladies des Vieillards (Concours 1888)
Secrétaire de la Société de Médecine et de Chirurgie pratiques
Membre du Comité de rédaction du *Montpellier médical*.

MONTPELLIER

TYPOGRAPHIE ET LITHOGRAPHIE CHARLES BOEHM

ÉDITEUR DU MONTPELLIER MÉDICAL,
DE LA GAZETTE HEBDOMADAIRE DES SCIENCES MÉDICALES.

—

1891

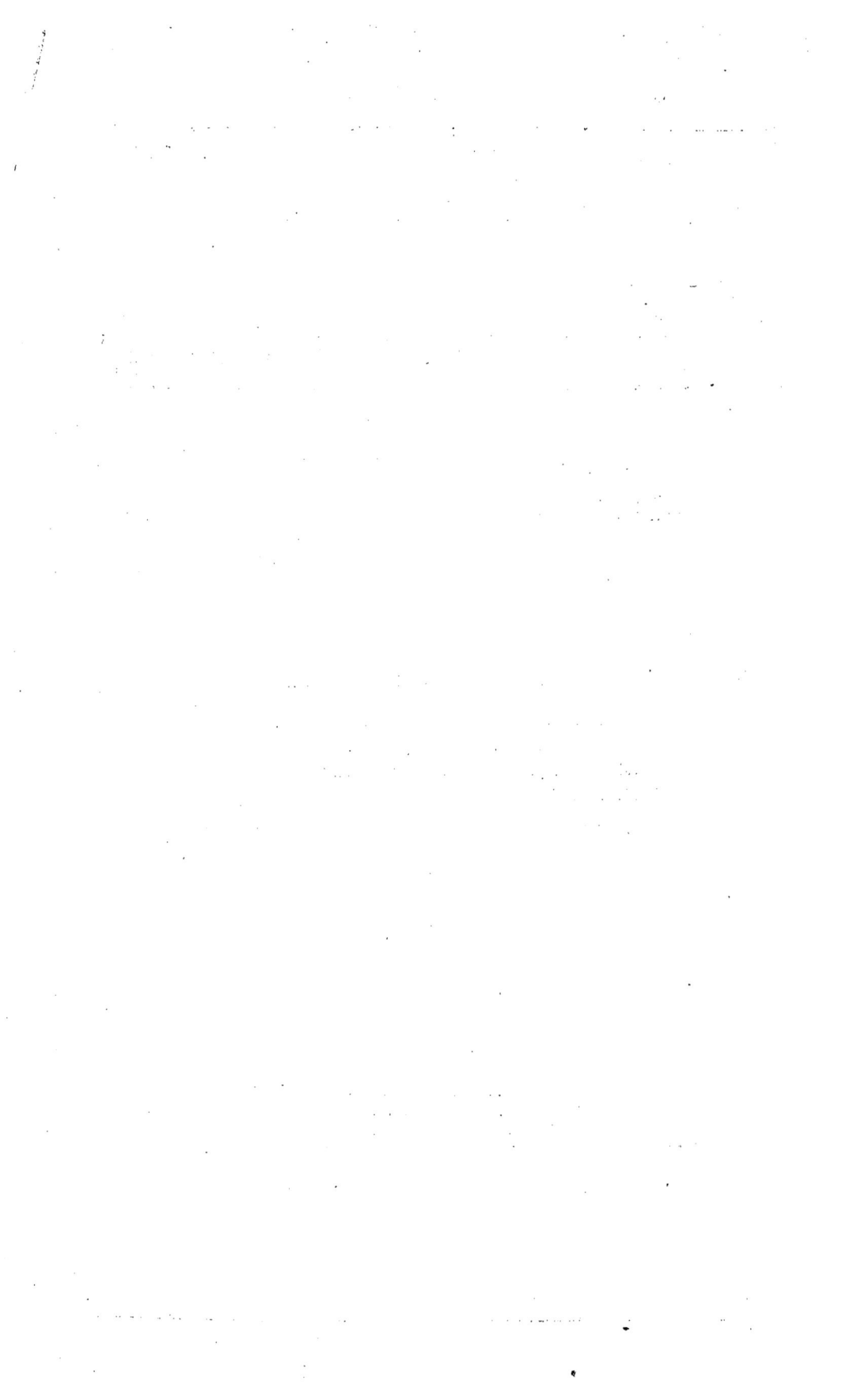

CONTRIBUTION A L'ÉTUDE

DU

TRAITEMENT DES ACCIDENTS

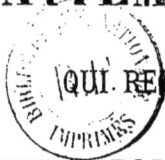

QUI RECONNAISSENT POUR CAUSE UNE

INFECTION PUERPÉRALE RÉCENTE

PAR

Le Dʳ André CASTAN

Interne des Hôpitaux de Montpellier (Concours 1889)
Aide d'Anatomie (Concours 1887)
Aide de Clinique des Maladies des Vieillards (Concours 1888)
Secrétaire de la Société de Médecine et de Chirurgie pratiques
Membre du Comité de rédaction du *Montpellier médical*.

MONTPELLIER

TYPOGRAPHIE ET LITHOGRAPHIE CHARLES BOEHM

ÉDITEUR DU MONTPELLIER MÉDICAL,

DE LA GAZETTE HEBDOMADAIRE DES SCIENCES MÉDICALES.

—

1891

Tel 27

A LA MÉMOIRE VÉNÉRÉE DE MON BIEN-AIMÉ PÈRE

Alfred CASTAN

Doyen de la Faculté de Médecine de Montpellier

Professeur de Clinique médicale

Chevalier de la Légion d'Honneur

A. CASTAN.

A MA MÈRE

A Monsieur le Dr DUNAL

A MON COUSIN

Monsieur le Professeur MAIRET

A. CASTAN.

A MON PRÉSIDENT DE THÈSE

Monsieur le Professeur GRYNFELTT

A MES MAITRES

A. CASTAN.

A MES COLLÈGUES D'INTERNAT

A MES AMIS

A. CASTAN.

INTRODUCTION

Lorsque, malgré l'emploi des précautions antiseptiques les plus minutieuses, on n'a pu empêcher chez une accouchée l'apparition d'accidents qui se traduisent par un frisson plus ou moins intense, élévation de température, sensibilité au niveau de l'utérus, une intervention immédiate et énergique s'impose pour arrêter le développement des germes infectieux. Quelle que soit la porte d'entrée du microbe, ce qu'il nous importe de savoir, c'est que l'accident initial se produit sur l'utérus. Le microbe pathogène peut rester cantonné sur cet organe et donner lieu à une endométrite. Il peut au contraire s'étendre, passer à travers cette muqueuse comme à travers un filtre, pour aller de là dans les veines ou les lymphatiques, et donner lieu rapidement à une série d'accidents auxquels on a donné le nom général d'infection puerpérale. C'est le traitement de ces accidents immédiats que nous avons voulu envisager. Laissant donc de côté les manifestations extra-abdominales de l'infection puerpérale, ou les accidents éloignés des suites de couches, nous étudierons les moyens de combattre le microbe dans ses localisations sur l'utérus, les trompes et le péritoine. Parmi ces moyens, nous choisirons ceux qui ont une action directe sur le micro-organisme, et nous passerons en revue les injections intra-utérines, le curettage, la laparotomie.

Abordant successivement ces diverses méthodes, nous exposerons les opinions relatives à chacune d'elles, les appuyant des observations que nous avons pu trouver dans la littérature française ou étrangère, et par l'examen des résultats nous verrons quelle somme de confiance on doit accorder à chacune d'elles.

Nous aurions voulu offrir à nos Maîtres un travail digne de la bienveillance qu'ils n'ont cessé de nous témoigner durant le cours de nos études. L'épreuve si douloureuse qui est venue nous frapper nous a empêché de consacrer à notre Thèse le temps et les efforts que comportait un pareil sujet. Nous sollicitons l'indulgence de nos Juges.

Que tous nos Maîtres reçoivent nos remerciements pour la sollicitude constante que nous avons trouvée auprès d'eux. Nous ne saurions oublier l'intérêt que MM. les professeurs Kiener, Grynfeltt, M. le professeur agrégé Brousse, nos Maîtres dans les Hôpitaux, nous ont témoigné durant notre internat auprès d'eux. M. le Dr Dunal, M. le professeur Forgue, ont bien voulu nous aider de leurs conseils et de leurs indications bibliographiques ; qu'ils reçoivent l'expression de notre profonde affection et de notre vive reconnaissance.

CONTRIBUTION A L'ÉTUDE

DU

TRAITEMENT DES ACCIDENTS

QUI RECONNAISSENT POUR CAUSE UNE

INFECTION PUERPÉRALE RÉCENTE

—~~~wwwwwww~—

CHAPITRE PREMIER.

Injections intra-utérines.

———

Un des premiers moyens mis à la disposition de l'accoucheur pour prévenir ou combattre les accidents infectieux puerpéraux est l'injection intra-utérine. Son mode d'action est double: 1° L'injection produit l'antisepsie de la cavité utérine. 2° Elle expulse par action mécanique les matériaux septiques renfermés dans l'utérus. Cette action mécanique, qui pour un grand nombre de gynécologues serait la plus importante, est cependant parfois fort insuffisante, lorsqu'il s'agit de chasser de la matrice des caillots adhérents, des membranes, des portions de placenta, et surtout lorsque l'irrigation ne se fait que d'une façon intermittente. Cette insuffisante action des injections utérines intermittentes a été démontrée par Miraschi de Salonique, qui a prouvé que, lorsque après une irrigation intra-utérine d'une durée de vingt minutes et plus, le liquide revient absolument propre, un écouvillon introduit dans la cavité utérine reparaît chargé de débris de matières septiques. Des expériences analogues d'Auvard lui ont permis de conclure en ces termes : « Je crois donc que toute irrigation simple sera susceptible de produire un nettoyage relatif de la cavité utérine, parfois suffisant, comme le prouvent certaines observations cliniques, mais je suis persuadé que souvent cette toilette restera très incomplète.

Budin, reprenant les expériences d'Auvard, arrive à des conclusions opposées, c'est-à-dire au nettoyage complet de la cavité utérine. Nous-même, nous avons pu faire l'autopsie d'une femme entrée dans le service de notre maître, M. le professeur Grynfeltt, qui accoucha à sept mois et demi en pleine évolution de fièvre typhoïde qui l'emporta dix heures après l'accouchement. Nous pûmes constater que, grâce à deux injections intra-utérines que nous fîmes, l'une immédiatement après l'accouchement, l'autre sept heures après, la cavité utérine était nette et sans le moindre débris ou caillot sanguin.

Pinard et Varnier apprécient de la façon suivante la valeur des injections utérines et intermittentes. « Les injections intermittentes n'ont et ne peuvent avoir qu'une action passagère sur l'organisme, le liquide ne restant en contact avec la muqueuse utéro-vaginale que pendant un temps relativement court. De plus, cette action n'est que superficielle; le liquide n'a pas le temps d'agir sur les parties profondes. Si l'ennemi est déjà dans la place, et il y est souvent, la quantité d'antiseptique absorbé reste insuffisante à le poursuivre dans le torrent circulatoire. Or, dans les plaies aussi septiques que les plaies cavitaires, c'est non seulement dans le foyer traumatique qu'il faut poursuivre les germes pyogènes, mais aussi dans le sang lui-même.

. . . .

De sorte que, dans les cas de plaies utéro-vaginales en fermentation, le traitement par les injections intermittentes équivaut en chirurgie au traitement d'une plaie infectée qu'on instituerait ainsi : lavage avec une solution désinfectante toutes les demi-heures ou toutes les heures, la plaie restant dans l'intervalle exposée à l'envahissement des germes et au contact de liqui·des insuffisamment désinfectés. »

Quoi qu'il en soit, si les injections utérines sont utiles dans les cas où l'utérus n'est pas encore infecté, elles restent souvent inefficaces lorsque la matrice est remplie de débris placentaires ou de cette matière putrilagineuse qui tapisse les parois d'un utérus atteint de septicémie.

C'est pour obvier à ces inconvénients que plusieurs gynécologues ont cherché à modifier le mode d'administration des injections utérines. Nous ne voulons pas faire ici un historique détaillé de la question. Nous citerons seulement les noms de ceux qui ont fait de l'irrigation continue une méthode générale de traitement des accidents puerpéraux.

Schüking est le premier qui se soit servi de l'irrigation comme moyen prophylactique des accidents de suites de couches. Après lui, Winckel, Spiezgelber, Schrœder et Bretke ont continué, en la modifiant, l'application de l'irrigation permanente aux accidents puerpéraux. Cette méthode ne tarde pas à se répandre, et est mise en pratique par Freund à Strasbourg, Bompiani en Italie, Brusky à Prague, Leuvenstein à Moscou.

A partir de cette époque, c'est-à-dire de 1881, cette méthode tombe dans l'oubli et Fritsch va jusqu'à dire « que l'irrigation permanente de l'utérus est un procédé que l'on peut hardiment reléguer parmi les souvenirs historiques ».

C'est alors que Pinard et Varnier, dont nous avons plus haut rapporté les conclusions relatives aux injections intermittentes, appliquent à la thérapeutique des accidents puerpéraux la méthode de l'irrigation permanente.

Quels sont les avantages que reconnaissent ces auteurs à la méthode qu'ils préconisent ?

Tout d'abord, à l'encontre de Fritsch, qui les regarde comme inutiles et impraticables, Pinard et Varnier estiment que les injections continues sont au contraire nécessaires comme moyen *pophylactique* dans les accouchements laborieux où l'antisepsie n'a pu être faite d'une manière complète. Comme méthode *curative*, elles présentent cet immense avantage d'éviter l'introduction répétée des mains dans le canal vaginal, et par suite l'apport de germes susceptibles de déterminer des accidents infectieux. De plus, faites avec un courant large et puissant, elles expulsent nécessairement de la matrice tous les produits qui ont pu s'y accumuler, et, bien loin d'empêcher le reflux des matières purulentes, ainsi que l'a dit Fritsch, elles favorisent au contraire l'issue de débris et matériaux septiques qui sont entraînés par le courant de retour.

A l'appui de leur dire, Pinard et Varnier citent plusieurs observations dont nous relatons celle qui nous paraît la plus concluante en y ajoutant une observation recueillie dans la Thèse de Wisard.

PREMIÈRE OBSERVATION (Pinard et Varnier).

Primipare ; Accouchement et délivrance en chemin de fer. — Septicémie puerpérale débutant le second jour. — Irrigation intra-utérine antiseptique continue. — Guérison en onze jours.

X..., 21 ans, domestique, entre le 30 août 1884, à 8 heures du soir, à l'hôpital Lariboisière, salle Sainte-Anne, service de M. le Dr Pinard, suppléé par M. le Dr Bar.

Primipare, enceinte de sept mois environ, ne sentant plus

remuer son enfant depuis douze jours environ, elle venait à Paris pour y faire ses couches ; mais elle fut surprise par la rapidité du travail et accoucha en chemin de fer, entre Rueil et Nanterre, dans un compartiment où elle se trouvait seule.

A la gare de Nanterre, un médecin pratique la délivrance et déclare que l'enfant est mort depuis plusieurs jours. Aussitôt après la délivrance, qui n'est suivie d'aucun lavage, X... est remise dans le train, et, à son arrivée à Paris, est amenée en voiture à l'hôpital, où on la trouve dans l'état suivant : utérus rétracté, vagin rempli de caillots. État général excellent, sauf un peu de fatigue. On pratique immédiatement une irrigation intra-utérine d'une demi-heure de durée avec la solution de bi-iodure de mercure à 1/2000. Après une toilette minutieuse, une compresse trempée dans la solution antiseptique est appliquée sur la vulve. Toutes les trois heures, on fait une injection vaginale.

Malgré ces précautions, à 4 heures de l'après-midi, le deuxième jour, survient un frisson violent avec claquement des dents. La malade se plaint d'une céphalalgie intense ; le ventre n'est pas douloureux ni spontanément, ni à la pression. L'écoulement lochial n'a aucune odeur. Respiration fréquente ; pouls 120.

La malade est transportée aux chambres d'isolement et soumise à l'irrigation continue intra-utérine.

Après trois jours d'irrigation intra-utérine, interrompue seulement de 11 h. 1/2 du soir, le 31 août, à 8 heures du matin, le 1er septembre (interruption suivie d'une ascension de la courbe), la température remonte à la normale. L'irrigation est alors arrêtée de 11 h. 1/2 du soir le 2, à midi le 3.

On voit, malgré les lavages vaginaux faits toutes les heures et une injection intra-utérine, la température remonter et, malgré la reprise de l'irrigation à midi, s'élever le soir à 40°,4. Mais à partir de ce moment la courbe descend graduellement.

Le 5 au soir, l'irrigation est encore une fois abandonnée. La malade paraît convalescente. Le résultat ne se fait pas attendre. Le 6 au soir, 39° ; le 7, 39°,5 ; le 8, 41°.

On refait l'irrigation continue intra-utérine ; en douze heures, la température redescend à la normale. On maintient le traitement deux jours encore, au bout desquels la guérison est définitive.

X... sort de l'hôpital, en parfait état, le 20 septembre.

OBSERVATION II (Th. Audebert).

Avortement à 4 mois 1/2. — Rétention placentaire pendant six jours. — Fièvre.
— Irrigation continue. — Guérison.

P. Cl..., 32 ans, secondipare (une grossesse à terme), entre dans le service de M. Budin, le 13 septembre 1885.

Menstruation régulière jusqu'au mois d'avril; dernière époque, 17 avril.

Premières douleurs le 12 septembre.

Rien à noter dans ses antécédents, si ce n'est qu'elle s'est beaucoup fatiguée les jours précédents, en cousant à la machine particulièrement.

Au moment où elle entre à l'hôpital :

13 septembre au matin. Temp. matin 38º,2 ; P. 110. L'embryon est expulsé vers 2 heures soir, sans le placenta. Temp. à 3 heures soir 40° ; P. 120. On fait une injection intra-utérine.

14. Nuit assez bonne. Frissons. Écoulement vaginal non odorant. Temp. matin 37º,6; P. 108. Temp. soir 39° ; P. 120. D'abord injections vaginales toutes les deux heures; puis irrigation continue.

15. Irrigation continue. Pas de lochies fétides. Placenta adhérent. Temp. matin 36º,8; P. 116. Temp. soir 38º,1 ; P. 108.

16. Injection continue ; pas d'odeur. Temp. matin 37º,6; P. 104. Temp. soir 38° ; P. 108.

17. On remplace l'irrigation continue par de simples injections vaginales. Temp. matin 37º,4 ; P. 104. Temp. soir 37º,2 ; P. 98.

18. Injection vaginale toutes les trois heures. Le placenta se décolle de plus en plus. Temp. matin 37º,4 ; P. 100. Temp. soir 37º,8 ; P. 96.

19. Après une injection vaginale, le placenta, en entier dans le vagin et complètement décollé, peut être amené au dehors, sans qu'il en reste un seul débris dans les voies génitales. Temp. matin 37º,4 ; P. 88. Temp. soir 37º,6 ; P. 84. Depuis, la température n'a pas dépassé 37º,4. La malade est sortie guérie le 27 septembre.

A côté des avantages présentés par l'irrigation continue, nous ne pouvons passer sous silence les accidents imputés par plusieurs auteurs à ce mode de traitement des accidents puerpéraux, accidents qui ont surtout été mis en lumière par Mangin, assistant de Doléris.

Cet auteur les range sous trois ordres :

1° Accidents nerveux ;

2° Accidents de rétention ;

3° Accidents septiques.

Les premiers ne se présentent guère que lorsque l'utérus est à l'état de vacuité, et se rencontrent principalement chez les femmes nerveuses et sous l'influence d'irrigations irritantes ou trop froides. On observe alors de la douleur, des pleurs, des malaises et même de la tendance à la syncope. Dans quelques cas même, l'utérus peut se contracter fortement et se tétaniser pendant quelques minutes. Ces accidents, du reste, ne présentent aucune gravité.

Les accidents de rétention comprennent plusieurs variétés souvent peu graves, parfois fort sérieuses. On observe quelquefois une intoxication par absorption lente du liquide antiseptique retenu dans l'utérus, ou par répétition fréquente des injections. D'autres fois, ces accidents se produisent par pénétration du liquide de l'injection dans le péritoine par les trompes. On a longtemps discuté la question de savoir si les liquides pouvaient refluer de l'utérus vers le péritoine. Certains auteurs ont établi que, chez une femme accouchée dont les organes sont sains, ce passage est impossible ; mais les expériences de Fontaine, répétées en Allemagne, et un certain nombre d'observations avec autopsies ont démontré que chez une femme qui vient d'accoucher le liquide des injections intra-utérines peut parfaitement refluer dans le péritoine, et c'est à ce phénomène que l'on attribue les douleurs abdominales subites si souvent accusées par la femme au moment des irrigations.

Une dernière variété d'accidents de rétention comprend les accidents provoqués par la pénétration directe, dans la circulation, par les sinus veineux, du liquide injecté dans l'utérus. Cette catégorie d'accidents, de beaucoup la plus fréquente, a été mise hors de doute par les expériences de Danyau et Hourman, par Klemm. Au moment de l'accouchement, la surface saignante de l'utérus, les veines largement ouvertes, constituent autant de conditions propres à favoriser cette pénétration. Il est vrai que si l'on est en présence d'un utérus vide, les contractions de l'organe, exerçant une pression sur les veines, effacent leur lumière et suppriment leur perméabilité. Mais cette contraction n'est plus que partielle, lorsque le placenta est retenu dans la matrice, et les parties non contractées laissent les sinus béants, d'où pénétration plus considérable, amenant alors, si l'on a injecté un liquide toxique, de rapides accidents d'empoisonnement.

Dans la classe des accidents septiques, Mangin comprend les frissons suivis de fièvre, les métrites, périmétrites, péritonites, phlébites, embolies. Ces derniers accidents sont du reste très rares ; il n'en est pas de même des frissons avec ascension de la température, simulant un accès de fièvre intermittente. D'après Mangin, l'explication la plus plausible serait la suivante : l'utérus est imbibé de pus, les veines et les lymphatiques sont gorgés de produits septiques. Qu'au moment d'une injection trop chaude, trop froide ou trop irritante, une contraction musculaire amène la rétraction de l'utérus, et aussitôt la circulation générale reçoit le contenu septique de vaisseaux, d'où production d'un accès.

C'est pour obvier à ces accidents, dont quelques-uns ont une réelle importance, qu'il sera nécessaire de prendre quelques précautions dans leur administration.

Ceci nous amène naturellement à indiquer brièvement le mode opératoire de l'irrigation continue.

Sur un lit en fer, on dispose deux matelas repliés sur eux-mêmes et placés bout à bout de façon à laisser un intervalle entre eux.

On recouvre chaque matelas d'une toile en caoutchouc dont

les extrémités glissent dans l'interstice laissé entre les matelas et dirigent le liquide dans un vase placé sous le lit.

Il est nécessaire de faire usage d'une sonde à double courant. On pourra donner la préférence à la sonde de Doléris, formée de deux branches creuses, pouvant s'écarter et permettant le retour du liquide entre les branches.

L'appareil irrigateur se compose d'un réservoir d'une contenance de 15 à 20 litres, cette capacité considérable permettant au liquide de conserver une température à peu près constante. Au réservoir est adapté un robinet permettant de régler le débit du liquide, et relié à la sonde par un tube en caoutchouc. Le réservoir sera tenu à une faible hauteur au-dessus de la malade afin d'éviter une pression trop considérable.

Quant au liquide employé, nous pensons qu'on ne saurait mieux faire que d'adopter les différentes solutions recommandées par Pinard et Varnier : commencer par la solution de sublimé au 2000°, continuer jusqu'à lavage complet du canal génital, substituer ensuite à ce liquide la solution phéniquée à 1 %, que l'on emploiera jusqu'au moment où la température sera descendue à la normale et s'y sera maintenue pendant quelques heures. Dans le cas où l'emploi de l'acide phénique déterminerait quelques accidents, on lui substituerait une solution saturée d'acide borique. Ces différents liquides seront portés à une température variant entre 35 et 40°.

Quelles conclusions doit-on tirer de tout ce qui précède? dans quels cas faut-il employer l'irrigation continue ?

Plaçons-nous en présence des divers cas qui peuvent se présenter.

1° L'accouchement a été normal ;

2° L'accouchement a été difficile et l'antisepsie rigoureuse ;

3° L'accouchement a été difficile et l'antisepsie peu rigoureuse ;

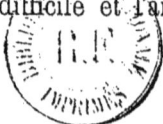

4° L'accouchement est complet, mais il y a des phénomènes septicémiques ;

5° Il y a rétention du placenta.

1° *L'accouchement a été normal.* — En pareil cas, l'irrigation continue n'a pas de raison d'être. Nous n'insistons pas d'ailleurs sur ce cas.

2° *L'accouchement a été difficile et l'antisepsie rigoureuse.* — A l'exemple de Pinard et Varnier, sûrs de l'antisepsie pratiquée durant tout le travail, sûrs de la propreté des mains et des instruments, nous regardons l'irrigation continue comme un moyen prophylactique inutile.

3o *L'accouchement a été difficile et l'antisepsie peu rigoureuse.* — En pareil cas, chez une femme en travail depuis plusieurs heures, chez laquelle aucune injection n'aura été faite, qui aura subi une ou plusieurs applications de forceps, nous croyons qu'une fois l'accouchement terminé on pourra se borner à faire des injections intermittentes, fréquentes, il est vrai, mais qui pourront suffire à maintenir une antisepsie complète et à préserver la femme d'accidents infectieux même légers. Les faits que nous avons observés durant notre internat à la Clinique obstétricale prouvent abondamment en pareil cas l'inutilité des injections continues.

4° *L'accouchement est complet, mais il y a des phénomènes septicémiques.* — Ici, il y a une distinction à faire dans la gravité des phénomènes observés. Si, vers le deuxième ou troisième jour, la femme est prise d'un frisson léger, d'une fièvre peu intense, d'une douleur peu vive au niveau de l'utérus, agir sur ce premier degré de l'infection, c'est se mettre dans les meilleures conditions pour prévenir une septicémie grave. Les produits septiques déposés à la surface de l'utérus n'ont pas eu le temps de pénétrer plus profondément, de produire des lymphangites, des phlébites, des péritonites, et peuvent encore être atteints par les liquides antiseptiques. En pareil cas, les irrigations intermittentes, utérines ou vaginales, pratiquées avec soin et fréquemment répétées, peuvent suffire. Nous en donnons plus loin la preuve par la relation d'une observation prise dans le service de M. le professeur Grynfeltt. S'il s'était déjà produit un certain degré d'infection de tout l'organisme, l'irrigation continue a l'avantage de permettre l'absorption d'une certaine quantité de liquide antiseptique qui doit poursuivre l'infection dans le torrent circulatoire. Dans ces conditions, un certain degré d'intoxication doit être obtenu, et c'est pour cela que Verneuil recherche chez ses opérés la coloration brun verdâtre de l'urine, comme marque de la saturation de l'organisme par l'acide phénique. Si enfin les accidents sont trop graves, et nécessitent une intervention chirurgicale plus énergique, l'irrigation continue devra être maintenue et considérée comme un auxiliaire précieux et puissant de la curette.

OBSERVATION III.

(Rédigée à l'aide de renseignements obligeamment fournis par MM. Puech, chef de Clinique, et Cadilhac, interne).

C..., Philomène, âgée de 21 ans, domestique, entre dans le service de M. le professeur Grynfeltt le 12 octobre 1891.

De bonne constitution, bien conformée, régulièrement menstruée, elle est enceinte pour la première fois; elle a eu ses dernières règles fin janvier.

Elle accouche le 2 novembre 1891 à 9 heures du matin. L'accouchement est normal, et l'enfant est expulsé sans produire de déchirure périnéale. L'état général de la mère est satisfaisant.

Le lendemain 3 novembre, la femme est prise d'un grand frisson.

4. Temp. matin 38°,4; P. 104. Le facies est coloré, la peau sèche, le ventre ballonné et douloureux spontanément et à la pression ; les lochies sont odorantes. La malade accuse de la céphalalgie et une sensation de chaud et de froid. La miction est normale. Temp. soir 37°,8; P. 112. On prescrit un grand lavement, une application

de collodion sur le ventre, et on pratique trois injections. A la suite de la première, quelques débris membraneux sont expulsés.

5. Temp. matin 37°,2 ; P. 96. La nuit a été bonne. Les frissons n'ont plus reparu. Le visage est reposé, la céphalalgie légère. L'abdomen est encore ballonné, mais moins douloureux à la pression. Les lochies n'ont pas d'odeur. Temp. soir 37° ; P. 100. On donne 35 gram. de sulfate de soude, et on continue les injections, qui ramènent des débris.

6. T. matin 38°. P. 96. La malade a vomi hier à trois reprises après l'administration du purgatif. Pas de selle. A 8 heures du soir, elle a pris un lavement glycériné qui a amené une évacuation abondante. Le ventre est beaucoup plus souple et moins douloureux. L'injection ne ramène pas de débris. Les lochies sont sans odeur. Trois selles diarrhéiques. Temp. soir 39°,2 ; P. 104. La malade a pris toutes les deux heures un cachet avec 0^{gr},25 de naphtol.

7. La malade a un peu reposé dans la nuit. Le matin, Temp. 37°; P. 92. Le ventre est moins ballonné, moins douloureux. L'écoulement est inodore. Diarrhée, et envies de vomir. Temp. soir 37°,6 ; P. 84. Il n'y a plus de débris.

8. Temp. matin 37°,6; P. 80. La nuit a été bonne. Le ventre est toujours souple, moins douloureux. Diarrhée. Lochies sans odeur. Temp. soir 37°,3 ; P. 82.

9. Temp. matin 37°,1 ; P. 76. Temp. soir 37°,5; P. 80.

10. Temp. 37°,1 ; P. 80. La diarrhée continue. Le ventre n'est pas ballonné. Temp. soir 37°,3.

11. L'amélioration continue. Les selles sont moins fréquentes. La malade mange avec appétit. Les lochies n'ont aucune odeur. Temp. matin 36°,7 ; soir 37°.

13. La température se maintient toujours normale. La diarrhée a cessé sous l'influence d'un lavement laudanisé. L'état général est bon.

5° *Il y a rétention partielle ou complète du placenta ou des membranes.* — Ici, il est évident que la seule action produite par l'irrigation continue devient insuffisante. D'une part, l'utérus est encombré de matières putrilagineuses, solides, adhérentes, que la seule force du courant liquide ne peut parvenir à détacher et entraîner au dehors; d'autre part, ces matières, tapissant les parois utérines, opposent une barrière infranchissable à l'action antiseptique des liquides qui y sont versés. « Qui sait, dit Fritsch, s'il ne se forme pas en arrière et en bas une gouttière, une espèce de canal creusé par le pus, entre les matières sécrétées et les débris nécrotiques, et par lesquels les liquides instillés reviennent aussitôt de l'utérus, tandis qu'à droite et à gauche, à la partie antérieure et en haut, il reste de grandes surfaces non désinfectées. » Sans aller jusqu'à admettre avec Fritsch l'existence de cette gouttière utérine, puisque les liquides sont non pas instillés, mais injectés avec une certaine puissance, on peut cependant reconnaître que la surface produite par l'accumulation de ces débris et matériaux putrides est trop semée d'anfractuosités pour que le liquide antiseptique puisse arriver jusqu'à chacune d'elles et produire une double action mécanique et antiseptique suffisante.

Dans ce cas, l'irrigation continue nous paraît devoir être précédée d'une action mécanique plus puissante, qui débarrasse l'utérus des débris placentaires accumulés ; et c'est seulement lorsque la curette aura effectué un premier nettoyage de la cavité utérine que l'irrigation continue aura sa raison d'être et présentera des chances de succès : le curettage devra précéder l'irrigation.

CHAPITRE II.

Curettage.

Historique (pag. 22). — Curettage prophylactique (pag, 25). — Curatif (pag. 26).—
Manuel opératoire (pag. 37).

C'est à Récamier que revient l'honneur d'avoir le premier
introduit le curettage dans la thérapeutique des maladies utérines. Son Mémoire fut publié en 1846 dans les *Annales de Thérapeutique*. Tour à tour acceptée et rejetée, la méthode de Récamier fut définitivement mise de côté à la suite de quelques cas
de mort dus, soit à des perforations utérines, soit à une inflammation des annexes avec péritonite.

Depuis quelques années, le progrès de la gynécologie, ainsi
que l'avènement de la méthode antiseptique ont amené un revirement puissant en faveur du curettage, et aujourd'hui cette
opération est employée non seulement dans les cas d'endométrite simple, mais a donné de tels résultats dans le traitement
des affections puerpérales, qu'à l'étranger ce procédé compte
des partisans nombreux et convaincus.

En Allemagne, Bœters pratique le curettage, qu'il regarde
comme une opération absolument inoffensive et introduit la
curette sans dilater préalablement l'utérus. Rabenau, Léopold,
Dührssen, emploient couramment le curettage dans les cas de
débris placentaires, qu'il y ait ou non accident septique. Ploonies,
Meinert, ont recours à la curette uniquement dans les cas d'endométrite puerpérale. Dans les cas de rétention placentaire, Fehling
attend 12 à 16 heures avant d'agir, mais si, au bout de ce temps,

la délivrance ne s'est pas effectuée, il se résout à curetter l'utérus.

En Angleterre, l'intervention par la curette n'a été admise
qu'avec réserve. Néanmoins plusieurs auteurs se déclarent partisans de l'intervention par la curette. Parmi eux, citons :
Priestley, Robert-Bell, Macdonald, Lawrence, Wilson.

En Amérique, les chirurgiens emploient de préférence le curettage dans les cas infectieux graves. C'est ainsi que Noegge-
rath, dès 1871; Schenk, dès 1878, Macan, interviennent dans les
septicémies après avortement. Hartwig use du procédé non
seulement dans les cas d'avortement, mais encore dans les accouchements à terme.

Jaggard, Coë, Hirst, Alloway, débutent par les injections intra-
utérines et ne curettent l'utérus que lorsque la température ne
subit aucun abaissement.

En Russie, la plupart des gynécologistes : Chomolgorow, Jer-
zykowski, Martinow, Lazarewitch, Chazan, Fischer, se montrent
défenseurs convaincus de la curette dans les accidents septicémiques consécutifs à un avortement ou à un accouchement.

En Italie : Fasola, Cosentini, Lessona, Morisani ; en Danemark :
Kragelung ; en Suisse : Rapin, les deux Reverdin, Sécrétan, Vulliet, Wisard, Chenevière, interviennent également par le curettage dans les accidents infectieux puerpéraux.

En France, le procédé n'a trouvé que peu d'imitateurs, et,
bien qu'aujourd'hui il commence à entrer dans la pratique courante, il rencontre encore de nombreuses objections dans les cas
d'accidents puerpéraux. Le premier, Doléris, dans plusieurs pu-
blications parues dans les revues d'obstétrique, a proposé le
curettage contre l'infection puerpérale. Depuis quelque temps,
cette intervention tend à se généraliser, plusieurs travaux ou
communications ont été publiés sur la matière et les observations abondent, démontrant l'efficacité du curettage dans la thérapeutique de certains accidents infectieux puerpéraux.

Avant d'étudier les indications du curettage, nous croyons utile de rappeler brièvement les objections que cette opération a soulevées, et d'examiner la valeur des reproches qui lui ont été adressés.

Ces objections sont de deux ordres. Le curettage, a-t-on dit, est : 1° une opération dangereuse ; 2° une opération inutile.

Il est dangereux tout d'abord parce qu'il expose aux perforations utérines. Ce danger n'est, en somme, pas plus grand pour un utérus gravide que pour un utérus atteint d'endométrite, l'utérus ayant une paroi tout aussi résistante dans les deux cas. De plus, les perforations se produisent de préférence sur une matrice en rétroflexion ou en rétroversion. Or un utérus gravide se trouve rarement dans ces conditions.

Quant aux hémorrhagies que l'on a reproché au curettage de provoquer, elles ne se produisent qu'exceptionnellement et dans les cas de fibrome, de cancer. Dans les cas de curettage pour septicémie puerpérale, cette complication est extrêmement peu fréquente, et, sans affirmer avec Wisard que pas un seul cas d'hémorrhagie ne peut être imputable à l'emploi de la curette, nous tenons cet accident comme fort rare ; et, lorsque, ce qui se rencontre de préférence, il se produit un léger écoulement sanguin, on l'arrête avec une injection d'eau chaude à 45°, ainsi que le conseille et le pratique Lessona, de Turin.

Nous n'insisterons pas davantage sur les autres objections. Le reproche fait au curettage d'ouvrir les sinus veineux utérins et, par suite, d'exposer à l'infection, reste sans valeur, si l'on a soin de faire des lavages antiseptiques de la cavité utérine et d'en cautériser les parois.

Quant à la stérilité, conséquence du curettage, il suffit de consulter les statistiques de Martin, Récamier, Schrœder, pour voir des cas de grossesse survenir chez les femmes dont l'utérus avait été curetté.

Le curettage, a-t-on dit ensuite, est une opération inutile. On n'est jamais sûr d'enlever toute la muqueuse malade, d'arracher tous les débris septiques retenus dans l'utérus, et on parvient au même but au moyen des injections intra-utérines. Nous avons déjà indiqué la valeur de ces injections, et nous avons conclu que dans certains cas elles ne pouvaient être qu'un auxiliaire, précieux il est vrai, d'une intervention plus énergique, du curettage qui, seul alors, pouvait sauver les malades des dangers de l'infection.

INDICATIONS.

Les indications du curettage sont différentes suivant qu'on en fait un moyen prophylactique ou curatif.

Prophylactique. — Étant donnés, soit un avortement avec rétention placentaire, soit un accouchement même normal où l'on puisse soupçonner l'existence dans la matrice de quelques débris de délivre, quelle conduite doit tenir l'accoucheur? Ici, les avis sont partagés, et la question reste pendante entre ceux que l'on a nommés les interventionnistes d'emblée, ceux qu'on a désignés du nom d'interventionnistes expectants, et ceux qui, quelle que soit la gravité des accidents septiques, ne peuvent se résoudre à intervenir chirurgicalement. Les interventionnistes d'emblée posent en principe que la rétention du placenta dans un avortement, ou la présence de débris de membranes dans un accouchement naturel sont une indication formelle au nettoyage par la curette de la cavité utérine. Or, ne peut-on citer nombre d'observations, où en pareil cas le placenta ou les débris de membranes ont été expulsés plusieurs jours après l'accouchement, et sans produire le moindre accident septicémique? Dans ces cas, les irrigations continues ou même intermittentes et répétées paraissent devoir suffire pour éviter à la femme la moindre complication infectieuse. Il devient dès lors inutile de soumettre une accouchée à une opération qui, pour ne pas présenter de dangers sérieux, n'en a pas moins ses inconvénients.

A l'appui de cette manière de voir, nous donnons une observation résumée que nous avons recueillie dans le service de
M. le professeur Grynfeltt.

OBSERVATION IV.

Avortement à 5 mois. — Rétention des membranes. — Injections. — Absence
d'accident.

X..., 20 ans, enceinte de cinq mois, avorte le 5 août 1891. Une
petite portion de placenta est restée dans l'utérus, ainsi que quelques débris de membranes.

La sage-femme envoie X... à l'hôpital trois jours après l'expulsion du fœtus. La femme est sans fièvre, l'hémorrhagie insigni-
fiante. Le col est entr'ouvert. On pratique immédiatement une
injection intra-utérine qui ramène quelques débris.

Le 9 août. Température 37°,4. Hémorrhagie nulle. Quatre injections vaginales sont pratiquées dans la journée, ramenant chaque
fois quelques légers fragments. Quelques coliques dans la journée.

Le 10 août. La température est normale. On continue les injections, qui entraînent de très rares débris.

Les injections sont continuées pendant quatre jours. Au bout de
ce temps, la malade demande à sortir. La température ne s'est
jamais élevée.

Curatif. — Considéré comme moyen curatif, le curettage
peut être envisagé à des points de vue différents.

1° Il n'y a pas de débris placentaires.

Ici, nous étudierons 2 cas :

a) L'infection peut être limitée à l'endomètre et par conséquent facilement atteinte ;

b) Les micro-organismes se sont diffusés tout autour de l'utérus,
ils ont donné lieu à des salpingites, à des périmétrites, etc...

2° Il y a des débris placentaires.

Il n'y a pas de débris placentaires. — Quel est le traitement à
employer dans ce premier cas ? Ici, les opinions diffèrent. Tandis

que pour les uns l'intervention immédiate par la curette devient nécessaire, pour d'autres ce moyen radical est inutile, et les irrigations constituent un mode de traitement suffisant.

Pour M. Pozzi, les frissons répétés, quelles que soient leur durée, leur intensité, l'ascension thermique dépassant 39° dans l'aisselle, l'état général, le pouls, sont autant d'indications pressantes (Charrier). Le même auteur prescrit nettement le curettage dans les infections légères, en présence d'une sensibilité abdominale peu marquée, d'une fièvre même peu intense, avec lochies fétides.

Moussous, de Bordeaux, estime que dans les cas de septicémie légère ou moyenne, l'accoucheur devra user des lavages intra-utérins et pansements iodoformés du vagin. Quant à l'irrigation continue, il ne lui accorde pas plus de confiance qu'aux injections intermittentes faites copieusement et répétées deux et trois fois par jour.

Ce n'est que dans le cas où les accidents septicémiques persisteraient ou présenteraient une intensité inquiétante que Moussous se déciderait à pratiquer un currettage ou un écouvillonnage de l'utérus.

« Il y aurait grand tort d'y recourir en dehors d'une urgente nécessité, mais on ferait œuvre mauvaise en le rejetant de la pratique obstétricale».

Lugeol est partisan de l'expectation et de l'antisepsie dans les septicémies légères. On ne doit, d'après lui, pratiquer le curettage que lorsqu'il y a rétention placentaire et accidents septiques graves.

Rivière partage son opinion. « En cas d'infection, dit-il, les moyens antiseptiques ordinaires, les injections intra-utérines répétées deux ou trois fois par jour, suffisent presque toujours à enrayer les phénomènes morbides. Dans quelques cas rares, l'irrigation continue peut rendre des services.

M. le professeur agrégé Gerbaud repousse d'une manière for-

melle l'intervention active dans les cas d'accidents septicémiques.
« Mais, si les accidents septicémiques, dit-il, se sont déclarés,
que faut-il faire ? Il faut intervenir évidemment, mais d'une
façon bien différente de celle que nous avons rapportée plus
haut. Il faut encore ici s'en tenir à la méthode antiseptique, mais
elle doit être appliquée d'une façon très rigoureuse. Les injections antiseptiques seront employées d'une façon pour ainsi dire
continue. Elles seront renouvelées toutes les deux heures, toutes
les heures s'il le faut.

» Elles seront composées de liquides plus concentrés, plus
chargés de principes antiseptiques. Enfin, dans les cas plus
graves, on pratiquera l'irrigation continue. »

Nous ne saurions admettre pour tous les cas la ligne de
conduite adoptée par M. Pozzi, et conseillée par son élève Charrier.
Les conclusions de M. Gerbaud nous paraissent de même un peu
trop exclusives. Nous avons exposé plus haut les raisons pour
lesquelles l'irrigation continue nous paraît pleinement suffisante
pour combattre les accidents septicémiques de légère intensité
(pag. 19). Mais lorsque les phénomènes infectieux persistent ou
acquièrent une gravité plus considérable, l'irrigation intra-utérine
seule devient insuffisante. L'élévation de la température, la persistance de la fièvre, la fétidité des lochies, sont tout autant
d'indications pressantes à une intervention plus active. Le curettage devient alors un moyen explorateur ou curatif.

Si l'on est en présence d'une femme ayant accouché en ville
et présentant les phénomènes que nous avons exposés plus haut,
le nettoyage à la curette aura l'avantage de lever tous les doutes
relatifs à la présence de débris placentaires dans l'utérus.

Si, au contraire, on a suivi depuis le début l'accouchement et
que l'on soit certain de l'expulsion complète des débris, l'intervention chirurgicale aura pour effet de râcler la paroi utérine,
d'enlever la muqueuse épaissie, infiltrée de micro-organismes

qui constitue pour les germes infectieux un excellent milieu de culture.

OBSERVATION V (Charrier, résumée).

Accouchement normal. — Infection le 5ᵉ jour. — Curettage. — Guérison.

G..., 22 ans, accouche à terme le 28 septembre. Immédiatement après l'accouchement, on fait la délivrance par expression. Temp. soir 37°,5.

Les jours suivants, on fait trois lavages vaginaux par jour.

30. Légère fétidité des lochies. L'utérus n'est pas encore revenu. Temp. matin 39° ; soir 39°,3.

1ᵉʳ et 2 octobre. 2 lavages intra-utérins. Fétidité moindre. Temp. matin, le 1ᵉʳ 38° ; soir 38°,3 ; le 2 matin 37°,5 ; soir 38°,8.

3. Frisson. Temp. matin 39°; soir 39°,7.

4, 5, 6. L'état s'aggrave. La langue est blanche, le ventre douloureux. Frissons répétés.

La température oscille entre 38°,2 et 39°,4, le 6. Temp. soir 37°,1.

7. Vomissements, abattement, langue sèche. L'écoulement a diminué, mais reste très fétide. Le curettage est pratiqué. Temp. matin 39°,7 ; soir 39°,9.

8. Nuit bonne. Le ventre n'est pas douloureux. La langue est humide. Temp. matin 37° ; soir 37°,9.

11. Léger frisson. Temp. matin 39° ; soir 38°,5. Lavage intra-utérin.

12. Frissons. Écoulement normal. Lavage intra-utérin. Temp. matin 37°,9 ; soir 37°.

15. Frissons. Temp. matin 39°,9 ; soir 39°.

A partir du 17, la température reste normale. La malade sort le 27.

OBSERVATION VI (Chartier, résumée).

Accouchement à terme. — Délivrance artificielle. — Accidents de septicémie grave. Inefficacité des injections intra-utérines. — Curettage. — Guérison.

Mor..., accouchée à terme, le 9 juillet à midi. L'accouchement a été normal, mais le placenta tardant à venir, la sage-femme tenta sans succès la délivrance artificielle : hémorrhagie, syncope. La femme est amenée à l'hôpital. Après avoir fait une irrigation vaginale, on introduit la main dans l'utérus. Le placenta ne s'enlève qu'avec difficulté ; il paraît complet. Les membranes seules manquent par places. Immédiatement après, grande irrigation intra-utérine au sublimé — On prescrit des injections vaginales toutes les deux heures.

11 juillet. Temp. matin 37°,4; soir 37°.

12. Temp. matin 38° ; P. 100. Injection intra-utérine. Le soir, à 5 heures, grand frisson. Temp. 39°,8 ; P. 120. Ventre un peu ballonné ; pas de douleurs dans les fosses iliaques. Rien du côté des poumons ni des reins.

13. Temp. matin 39° ; soir 40°,2. Deux frissons dans la soirée. Sueurs, état général mauvais. Injections intra-utérines. Légère odeur des lochies.

14. Temp. matin 39°,4; soir 40°. Trois Injections intra-utérines. Grand frisson le soir à 6 heures. L'état devient de plus en plus grave.

15. Temp. matin 39°,4 ; P. 124. L'opération est faite à 4 heures. Temp. 40°,2. On ramène une certaine quantité de débris de la caduque et des membranes, doués d'une légère odeur. Injection intra-utérine. Tamponnement intra-utérin. Temp. à 8 heures du soir. 39°,5; à minuit 38°,2

16. Temp. 37°,2 ; 37°,4. Amélioration considérable. Pas de douleurs abdominales.

17. Temp. matin 37°,6 ; soir 37°,2.

18. Temp. matin 37°,1 ; soir 37°,3. Injection intra-utérine.

19. On fait tous les jours un pansement jusqu'au 22. A partir de ce jour, on ne fait plus que des injections vaginales. Le 7 août, la malade sort guérie.

Nous concluons donc de la manière suivante : *Dans l'endométrite puerpérale sans rétention de débris placentaires, l'aggravation ou seulement la persistance de phénomènes généraux constituent une indication pressante du curettage.*

Les micro-organismes se sont diffusés tout autour de l'utérus.
Il y a peu de temps encore, on pensait que les lésions des annexes contre-indiquaient absolument le curettage. En 1887,

Pozzi disait : « Le curettage est une opération bénigne, mais il ne faut jamais le pratiquer pour peu qu'il y ait le moindre doute sur l'intégrité des annexes ». Depuis cette époque, un revirement s'est produit dans l'opinion. Picqué, Poullet, Richelot, Trélat, ont publié des observations qui démontrent que le curettage n'est jamais dangereux, et qu'il modifie avantageusement les lésions des annexes.

La muqueuse utérine constitue un habitat pour les germes infectieux qui de l'endomètre diffusent autour de l'utérus. N'est-il pas permis de penser que le râclage de la cavité modifiera les conditions d'existence de ces micro-organismes, en diminuera le nombre et la vitalité ? En pareil cas, le curettage utérin agira comme la désinfection d'une plaie qui aurait déterminé des phénomènes lymphangitiques.

Faut-il encore admettre avec Poullet que la curette, ouvrant largement les voies lymphatiques, permet aux antiseptiques de pénétrer jusqu'aux germes infectieux et de neutraliser leur virulence ? ou que les érosions produites par le curettage amènent la formation d'une plaie superficielle qui agira comme un révulsif intra-utérin appliqué à très grande proximité du foyer ? Nous n'osons nous prononcer en faveur de l'une ou l'autre de ces deux hypothèses, mais, nous plaçant au point de vue clinique, et envisageant les résultats, nous devons rappeler que le curettage amène quelquefois une aggravation dans les complications des endométrites, de telle sorte que, sans repousser d'une manière formelle le curettage dans les localisations péri-utérines de l'infection puerpérale, nous croyons que, étant donnée la difficulté d'atteindre directement le micro-organisme logé profondément dans le tissu utérin ou autour de l'organe, ce mode d'intervention ne doit pas inspirer une confiance trop absolue au chirurgien et ne doit être pratiqué qu'avec la plus grande réserve.

OBSERVATION VII (Chartier).

Accouchement à terme. — Rétention de débris placentaires — Septicémie puerpérale grave. — Curage de l'utérus. — Guérison.

B..., 30 ans, primipare, accouchée à terme dans les premiers jours
de janvier 1887, d'un enfant vivant et bien constitué, très volumineux. Le travail, de longue durée, commence dans la soirée et
ne se termine que le lendemain à 10 heures du matin. La période
d'expulsion est fort lente (déchirure du périnée à la sortie des
épaules) et est suivie immédiatement d'une abondante hémorrhagie
qui met les jours de la malade en danger. Elle baigne littéralement
dans le sang; pas de pouls, syncope, etc. Le tamponnement vaginal
fait cesser l'hémorrhagie. Le soir du même jour, à 11 heures, on
pratique la délivrance artificielle; pas d'injection intra-utérine,
simples injections vaginales au sublimé.

Au bout de quatre jours, fétidité des lochies, grands frissons,
fièvre intense, ballonnement du ventre, face terreuse, langue
sèche et noirâtre, température dépassant 41°.

11 janvier. M. Doléris fait le curettage. Il extrait de l'utérus de
petits fragments placentaires, des caillots sanguins, le tout exha-
lant une odeur horrible; une sanie fétide s'écoule de l'utérus et
du vagin dont la déchirure est recouverte de fausses membranes
d'aspect diphtéroïde. Lavage de la cavité, écouvillonnage à la
créosote pure, tamponnement avec des boulettes d'ouate recou-
vertes d'iodoforme pulvérisé. La température baisse. Le matin
40°,3. Le soir 39°,5. Le pouls de 132 tombe à 120. Ventre moins
ballonné. Un vomissement bilieux entre 4 et 5 heures du soir.

12. Etat général assez bon. Temp. 39° ; P. 114. Pas de vomissements ni de douleurs abdominales. Langue humide. — Miction
artificielle, 500 gram. d'urine. Soir Temp. 40° ; P. 114. Ventre
légèrement plus ballonné que le matin. Langue sèche au milieu,
humide sur les bords. Plusieurs frissons, dont un très long.

13. Temp. 39°,8 ; P. 128. Ventre ballonné, assez souple. Lavage
utérin. Écoulement d'une petite quantité de liquide sanieux sans
odeur. L'utérus se contracte bien. Ni la vessie, ni l'intestin ne
fonctionnent spontanément.

14. Temp. 39°,3 ; P. 118. Lavage intra-utérin, peu de liquide
sanieux non fétide.

15. Temp. 39°. Frissons à 5 heures du matin, nuit assez calme, pas de nausées ni de vomissements. Pas de douleurs abdominales. Injection intra-utérine. Le liquide s'écoule d'abord sanieux, mais devient très vite clair. Le soir frisson : Temp. 41°'7 ; P. 138. Lavage intra-utérin. — Sulfate de quinine.

16. Miction spontanée pour la première fois. Temp. 36°,7. Injection intra-utérine et quinine ; soir 37°,7. Appétit, pas de frissons.

17. Grand frisson pendant une heure. Temp. 40°,4 ; soir 39°,5.

18. Temp. matin 39°,9 . Grand frisson dans la nuit ; soir 40°,5. Ventre ballonné. Utérus contracté. Très léger empâtement des ligaments larges droits. Les vaisseaux iliaques doivent être le siège de coagula plus ou moins septiques, origine des frissons.

19. Temp. 38°,2. Nuit très agitée, suffocation, cris, délire, céphalée intense. Soir 40°,4. Journée bonne, pas de frisson.

20. Temp. 37°,8 Grands frissons dans la journée. Soir 41°. Respiration active. Empâtement plus manifeste dans la fosse iliaque droite.

21. Temp. 38°,9. OEdème des jambes et des lèvres. Frisson, inappétence.

22. Temp. 39°,5. Frisson. — Potion extrait de quinquina. Soir 39°,3.

23. Temp. 38°,8. Frisson ; soir 39°.

24. Temp. matin 37° ; soir 38°. OEdème diminué, pas d'albumine. Bon état de la plaie.

25. Temp. 37°,3. Bonne journée.

26. Temp. 39°.2. L'œdème réapparaît.

28. Temp. 37°,1. Sueurs profuses, frisson. Aussitôt après 40°. Empâtement de la veine crurale droite.

29. Temp. 38°,2 ; soir 39°,3. L'œdème diminue. Hallucinations la nuit.

1er février. Temp. matin 37° ; soir 37°,8. Nuit agitée.

4. Temp. 40°,2.

5. Temp. 30°,8

7. Temp. matin 37°,4 ; soir 37°,3. Bon état général.

Les jours suivants, la température oscille entre 37° et 38°,5. Le 11 février, frissons et Temp. 40°, 39°,5. Les aliments sont rejetés. Phénomènes asphyxiques, syncopes. — Marteau de Mayor, injections d'éther, acétate d'ammoniaque, sinapisations. Une fois les accidents

3

emboliques terminés, la malade se remet vite.— Antipyrine à chaque frisson.

Après quelques jours d'amélioration, nouvelles crises.Depuis cinq jours, diminution de l'intensité de ces crises. Albumine, œdème des jambes. Œdème blanc douloureux du membre supérieur gauche.

4 mars. Deux crises asphyxiques. La température oscille entre 37 et 38°.

A partir de ce moment, la malade se rétablit peu à peu et finit par guérir complètement.

Il y a des débris placentaires. — Dans ce cas, l'accord est presque unanime entre les différents auteurs.

Lorsque, après un accouchement, il reste dans l'utérus des portions de placenta ou des membranes, alors même que leur présence ne s'accompagne pas de phénomènes septiques, Pozzi attribue aux injections intra-utérines une action insuffisante pour chasser ces débris qui peuvent créer pour l'avenir les plus redoutables complications. En pareil cas, le curettage seul peut mettre à l'abri non seulement des accidents infectieux, mais encore des déviations qui peuvent survenir par le seul fait de la présence, dans la matrice, de ces débris.

Pajot pense que dans les rétentions placentaires il faut intervenir à tout prix dès le début des accidents septicémiques.

Guéniot ne pratique le curettage que dans certaines conditions. Le plus souvent, il se contente d'une antisepsie rigoureuse.

Pour Lessona, au contraire, le curettage est le procédé d'élection dans les rétentions septiques.

Nous pourrions citer encore nombre d'auteurs défenseurs du curettage dans les cas où le placenta et les membranes n'ont pas été entièrement expulsés. Si leurs opinions diffèrent quant au moment précis de l'opération, l'accord est presque complet quant au principe de l'intervention. Il est certain que, si dans certains cas le placenta décollé peut séjourner dans la cavité utérine sans subir de putréfaction, le plus souvent il ne tarde pas à se décomposer, lorsqu'il est séparé des parois de l'organe.

Or les produits septiques se trouvant alors en contact avec une muqueuse saignante dont les canaux lymphatiques et veineux sont largement béants, l'absorption se produit avec la plus grande facilité. Dans certains cas, les injections intra-utérines peuvent bien, par les contractions qu'elles provoquent de la part de l'utérus, amener l'expulsion du délivre, ou par un lavage de la masse placentaire atténuer la gravité de l'infection. Mais souvent l'injection est impuissante à expulser le placenta ou les membranes, et alors le placenta putréfié, les membranes en décomposition, mélangées aux sécrétions utérines, arrivent à produire des accidents septicémiques graves dont la généralisation ne pourra plus être enrayée.

Pour prévenir des accidents aussi redoutables, un seul moyen s'impose à l'accoucheur : c'est le râclage énergique des parois utérines, c'est le curage par l'instrument du foyer d'infection. Le curettage remplira ainsi un double but, il enlève le délivre ou les débris; il abrase la muqueuse, à laquelle adhèrent des parcelles de placenta putréfié.

Notre conclusion est donc la suivante : *Dans les cas de rétention placentaire ou des membranes, le curettage est formellement indiqué.*

OBSERVATION VIII (Caubet ; *Archives de Tocologie*).

Curettage de l'utérus chez une malade atteinte de septicémie due à la rétention des débris de l'œuf après un avortement de 4 mois. — Guérison.

Mme S..., 29 ans, enceinte de quatre mois, avorte le 12 février à la suite d'un coup de poing reçu dans l'abdomen. Le fœtus sort par les pieds; la sage-femme, sans prendre aucune précaution antiseptique, introduit les doigts dans le vagin et extrait le fœtus, le placenta vient avec le cordon, mais il est incomplet : on fait des injections vaginales avec une solution phéniquée.

Pendant toute la journée, il s'écoule par le vagin un liquide roussâtre contenant quelques débris.

Le lendemain, il sort une assez grande quantité de débris, puis
l'écoulement se tarit.

18. Le mari, rentrant ivre chez lui, oblige sa femme à pratiquer
deux fois le coït malgré sa faiblesse et la douleur qu'elle éprouve
dans le ventre. Le 20, on cesse les injections.

Du 21 février au 6 mars, la malade reprend sa vie ordinaire, souf-
frant toujours du ventre.

6. Elle fait une promenade et s'aperçoit qu'un liquide roussâtre
et à odeur nauséabonde tache son linge.

13. Elle s'alite après avoir souffert beaucoup du ventre et du côté
droit et avoir eu une hémorrhagie qui continue jusqu'au 10 mars. La
fièvre s'allume, la langue devient saburrale. Le ventre est ballonné.

20. Le Dr Caubet constate par la palpation un utérus gros
comme le poing, douloureux à la pression. Le col est derrière la
symphyse, l'utérus est en rétroflexion. Les deux culs-de-sac sont
douloureux, surtout le cul-de-sac latéral gauche.

L'écoulement a une odeur infecte. La température est de 38°,4.

21. Après une antisepsie rigoureuse, le Dr Auvard fait le curettage de l'utérus.

Le col est abaissé, le canal cervical dilaté avec le dilatateur à
tulipe et le curettage pratiqué avec la curette irrigatrice Auvard. On
enlève 25 gram. environ de débris utérins. Lavage antiseptique et
cautérisation de la muqueuse utérine avec de la glycérine créosotée.

Depuis, des injections phéniquées sont faites matin et soir. La
température oscille entre 36°,8 et 37°,6.

Pendant les quatre premiers jours, il s'écoule du pus assez abondant mais non fétide et bien lié.

Le douzième jour, la malade reprenait peu à peu la vie ordinaire;
le quinzième, la guérison semblait assurée et depuis cette époque
s'est maintenue.

OBSERVATION IX (Chartier, résumée).

Accouchement à terme. — Rétention de débris placentaires. — Septicémie puerpérale. — Péritonite généralisée. — Curage. — Mort.

G... accouche d'un enfant vivant et à terme. Quelques jours
après, elle eut, paraît-il, de la fièvre, et on introduisit la main dans

l'utérus pour retirer les débris du placenta. Des frissons étant survenus, et l'état général devenant de plus en plus grave, la malade est transportée à Necker, service de M. Rendu.

Temp. 39°,2; P. 130 ; 40 resp. à la minute. Pas de douleurs. Ballonnement du ventre très marqué. L'utérus remonte à deux travers de doigt au-dessus de l'ombilic. Langue sale, diarrhée, vomissements. Albumine. Le col est mou, déchiré; l'orifice externe est entr'ouvert, mais l'orifice interne est tout à fait fermé.

Dans les culs-de-sac, surtout à droite, on sent un peu de fluctuation.

Écoulement vaginal sanguinolent fétide.

Nombreuses eschares vaginales et vulvaires à aspect diphtéroïde.

Malgré les signes évidents de péritonite et l'état général, on intervient immédiatement. Curettage suivi d'injection intra-utérine qui ramène une grande quantité de débris de placenta, de lambeaux de membrane, de caillots.

Après l'opération, temp. 39°. Sulfate de quinine, cataplasme avec onguent napolitain. Glace.

25. Temp. matin 38°,9; soir 38°,6. Très légère amélioration. Trois vomissements. P. 130. Rien à la poitrine, ni au cœur. Ventre ballonné, diarrhée. Albumine.

26. Temp. matin 39°,6; soir 40. Nuit mauvaise. Délire. Langue sèche. Vomissements plus fréquents. Le ballonnement a encore augmenté. Le facies se grippe. P. 114; Resp. 40. Injection intra-utérine.

27. Temp. matin 40°,2. P. 160; Resp. 44. Délire. Vomissements. Ballonnement sans douleur. Albumine.

Mort dans le collapsus.

L'autopsie révèle les signes d'une péritonite. La cavité utérine est propre et ne présente que quelques petits débris au niveau du siège d'insertion du placenta.

Manuel opératoire. — Le manuel opératoire ne nous arrêtera pas longtemps. On le trouvera décrit en détail dans tous les travaux qui traitent du curettage en général.

Le curettage doit être précédé d'irrigations antiseptiques fréquentes, de manière à réduire au minimum toutes les chances d'infection. .

La dilatation n'est pas indispensable dans tous les cas où l'on pratique le curettage. Lorsqu'il s'agit de combattre une infection puerpérale, le col est suffisamment béant ; l'opérateur introduira rapidement sa curette, sans perdre son temps à provoquer une dilatation qui est sans objet.

Quant à la question de l'anesthésie, elle est encore discutée. Le curage est une opération généralement bien supportée par les malades et ne nécessitant pas l'anesthésie chloroformique. Avec les femmes nerveuses ou craintives, on pourra administrer une 1/2 heure avant l'opération la potion suivante : ·

> Sirop de morphine............ 40 gram.
> Chloral..................... 2 —

Cette potion, formulée par notre maître, M. le professeur Grynfeltt, a l'avantage de produire une insensibilité complète, et n'a pas les inconvénients de la chloroformisation.

La malade, soigneusement désinfectée, l'opérateur et ses aides minutieusement lavés au sublimé, on procède au curettage.

La malade, placée dans le décubitus dorsal, les jambes relevées, on introduit le spéculum. L'abaissement du col est pratiqué par la plupart des chirurgiens. Cette pratique dangereuse, parce qu'elle expose la femme à des déviations ou abaissements futurs par suite du relâchement des ligaments, est rejetée par M. le professeur Grynfeltt, qui se contente d'appuyer fortement sur l'utérus, au travers de la paroi abdominale et de pincer le col pour le maintenir. Ce point d'appui est parfaitement suffisant, immobilise suffisamment la matrice et permet facilement d'introduire la curette dans la cavité. On râcle alors fortement en repassant plusieurs fois sur les mêmes points, jusqu'à ce qu'on ne ramène plus de débris.

On aura soin de ne jamais oublier de curer la région des

trompes. A cet effet, on se servira d'une curette plus petite qui puisse pénétrer jusqu'au fond des angles de l'utérus.

Dès qu'on arrive sur le muscle utérin, on perçoit une résistance qui se traduit à la main par une sorte de grincement qu'on a désigné du nom de cri utérin.

Après le travail de la curette, on débarrasse la matrice des caillots et des débris qui remplissent sa cavité. Dans ce but, on injecte un liquide antiseptique chaud qui nettoie l'utérus, excite ses contractions. On aura soin d'employer une sonde à double courant.

Lorsque le liquide injecté revient absolument limpide, on porte sur la muqueuse utérine une solution caustique, soit teinture d'iode, soit acide phénique au 1/30 ou au 1/40 ; soit, ainsi qu'on l'emploie à la Clinique d'accouchement, perchlorure de fer ou chlorure de zinc au 1/10. On imbibe avec la solution un fragment de coton fixé au bout d'une tige, on l'introduit dans le col, dans le fond de l'utérus en exécutant des mouvements spiroïdes. On fait une sorte d'écouvillonnage de l'utérus. L'opération terminée, on fait un lavage vaginal au sublimé et on bourre le vagin de gaze à l'iodoforme. Ce tamponnement a un triple but : il est hémostatique, antiseptique, facilite l'involution de l'organe en excitant ses contractions.

Le pansement vaginal est renouvelé chaque deux jours. L'antisepsie doit être continuée pendant deux ou trois semaines environ.

CHAPITRE III.

Ponction. — Laparotomie.

Nous serons bref sur ce mode de traitement des accidents puerpéraux. S'il est vrai qu'aujourd'hui la laparotomie soit devenue une opération courante en chirurgie générale, elle est pratiquée avec une réserve plus grande, pour conjurer les complications suites de couches. C'est principalement à la péritonite que s'est adressée l'ouverture de l'abdomen ; c'est elle que nous aurons en vue dans ce chapitre.

Déjà, avant la période antiseptique, plusieurs moyens de traitement avaient été proposés contre cette catégorie d'accidents.

Depaul, en 1871, avait pratiqué des ponctions intestinales pour une péritonite puerpérale grave, accompagnée d'un ballonnement considérable du ventre. Cette intervention fut suivie d'une amélioration très marquée, et l'amendement des symptômes généraux fut tel que Depaul considéra la guérison comme certaine.

Déjà, Trélat et d'autres chirurgiens avaient pratiqué la même intervention dans des cas de péritonite puerpérale avec météorisme, sans pouvoir arrêter la marche fatale de la maladie.

Enfin, avant la période actuelle, on avait encore essayé de combattre les épanchements péritonéaux puerpéraux par la ponction et l'évacuation pure et simple du pus, soit par le trocart, soit par la lancette.

Aujourd'hui, la chirurgie obstétricale a suivi les progrès de la chirurgie générale, et dans les infections puerpérales déterminant des phénomènes péritonéaux, la laparotomie a été mise en usage un certain nombre de fois.

Nous aurons en vue dans cette étude les péritonites généralisées, complications immédiates de l'infection puerpérale. Les péritonites localisées sont généralement plus tardives, et leur étiologie seule les rattache à la puerpéralité.

La péritonite généralisée peut affecter deux formes : une, foudroyante, suraiguë, déterminant la mort de la façon la plus rapide, et paraissant être la seule manifestation de l'infection ; l'autre, présentant une évolution plus lente, peut être considérée comme une manifestation locale, se produisant par transmission directe des germes infectieux de l'utérus à la séreuse péritonéale : elle n'est que le premier degré d'une infection qui, si un traitement énergique n'intervient pas, peut se généraliser à tout l'organisme. On comprend aisément combien est difficile en clinique la distinction de ces deux formes et combien la thérapeutique peut être influencée par l'incertitude du diagnostic.

Dupaquier pense que ces deux formes de péritonite correspondent à deux formes anatomiques différentes de l'infection : la forme phlébitique et la forme lymphangitique. Cette distinction anatomique correspond à deux formes cliniques différentes. A la forme lymphangitique appartiennent les frissons peu intenses et une atteinte légère de l'état général. A la forme phlébitique correspondent les frissons violents, le facies altéré et l'aggravation de l'état général. Ce diagnostic, du reste, est souvent difficile, et rend par conséquent la thérapeutique fréquemment hésitante. Règle générale, quand la péritonite est un accident primitif, se produisant sans infection générale, la laparotomie permettra d'arrêter la marche envahissante des micro-organismes et la généralisation des germes infectieux. Lorsque, au contraire, la manifestation péritonéale secondaire n'est qu'un phénomène local d'une septicémie grave, la thérapeutique sera beaucoup plus incertaine et la laparotomie plus discutable.

Bien que le diagnostic de ces différentes formes soit donc généralement difficile, nous sommes obligé, dans un travail didactique, de considérer la valeur du traitement à employer : 1° dans la péritonite généralisée primitive ; 2° dans la péritonite généralisée secondaire.

Péritonite généralisée primitive. — Nous avons dit plus haut que la ponction intestinale avait été employée comme traitement de la péritonite puerpérale. Ce n'est pas indistinctement dans tous les cas qu'on pourra recourir à ce moyen. Dans certaines péritonites, en effet, la pneumatose intestinale est la complication capitale de l'affection, et c'est contre elle qu'il faut lutter. Malheureusement, cette ponction ne procure le plus souvent au malade qu'un soulagement passager. Néanmoins, la bénignité reconnue de cette intervention autorise le chirurgien à y recourir dans certains cas.

Nous avons vu aussi que l'épanchement péritonéal, de quelque nature qu'il fût, constituait pour quelques chirurgiens une indication à son évacuation. C'est principalement à la période pré-antiseptique qu'on a cherché à ouvrir une issue au pus par le trocart ou la lancette ; à une époque où l'on n'osait pas ouvrir largement au bistouri la paroi abdominale, ce moyen était considéré comme une ressource extrême dont il ne fallait user que dans les cas d'absolue nécessité ; les chirurgiens actuels seraient moins réservés à son égard, et la ponction du péritoine nous paraît devoir être mise en pratique dans les péritonites dont l'épanchement abondant constitue une grande partie de la gravité.

Les observations que nous trouvons dans la Thèse de M. le professeur Truc nous paraissent établir que la ponction constitue une ressource réelle dont on peut tirer parti dans certains cas.

Obs. x. — Pujol, 1789, cité par Kaiser. *Arch. für Klin. med.*, 1876, XVII, 97.

La baronne R..., 24 ans. Péritonite puerpérale. Fluctuation au treizième jour de la maladie. Ponction avec un trocart. Évacuation de 6 livres de pus fétide. Amélioration. Bientôt nouvelle douleur et nouvelle tuméfaction. On ouvrit, et on évacua encore du pus. Le ventre se vida en cinq ou six jours. Il resta une fistule qui ne se ferma que six mois plus tard.

Obs. xi. — Naumann, cité par Kaiser. *Arch. f. Klin. med.*, tom. XVII, 96. — Cas très grave de péritonite puerpérale. Le médecin, en présence de la gravité de la maladie, se résout à la paracentèse. Guérison après écoulement de pus fétide.

Obs. xii. — Lepelletier, cité par Kaiser. *Arch. f. Klin. med.*, 1876, XVII, 96. — Une femme, huit jours après ses couches, est atteinte de péritonite. Gonflement rapide du ventre. Disparition des symptômes aigus après quinze jours de maladie. Fluctuation nette. Six pintes de pus liquide furent évacuées avec le trocart. Huit jours après, fièvre, vomissements. L'ombilic est projeté en avant; abcès; cet abcès s'ouvre, et du pus s'écoule. La malade guérit bien.

Obs. xiii. — Hervieux. *Traité clinique des maladies puerpérales, suite de couches*, 1870, pag. 197. — Accouchement normal. Au huitième jour, fièvre, diarrhée, vomissements verdâtres. Ventre douloureux, météorisé. Au quatorzième jour, tuméfaction notablement augmentée, surtout vers l'épigastre. Fluctuation manifeste. Ponction courue dans l'ascite. Évacuation d'un liquide analogue à du petit-lait. Huit jours après, nouvelle fièvre, vomissements. Formation d'une tumeur au nombril. Celle-ci s'abcède d'elle-même. Guérison au bout de plusieurs mois.

Obs. xiv. — Hervieux. *Traité clinique des maladies puerpérales*, 1876, pag. 217. — Accouchement long et pénible. A la suite de celui-ci, douleurs vives à l'hypogastre, dureté du ventre. Oppression, vomissements fréquents. Amélioration légère les jours suivants, mais le ventre reste dur, tendu et douloureux. Élancements douloureux dans la région hypogastrique. Ponction au point le plus déclive, au voisinage de l'aine gauche. Évacuation d'une grande quantité de pus. Guérison.

Obs. xv. — Dressler, cité par Kaiser. *Arch. f. Klin. med.*, 1876, XVII, pag, 98. — Deux mois après accouchement, fluctuation dans l'abdomen. Par ponction, on retire du pus et du gaz. Après évacuation, la fièvre disparaît. Quatre semaines après, guérison.

Obs. xvi. — Richter, cité par Kaiser. *Arch. f. Klin. med.*, 1876, XVII, 97.

Primipare, 23 ans, accouchée le 4 avril 1842. Le 5, douleurs abdominales, gonflement, fluctuation. Le 23 août, incision à la lancette au niveau de l'ombilic et évacuation de 20 livres de pus. Le 3 septembre, la malade se lève. — Guérison.

Les moyens que nous venons d'indiquer ont certainement une efficacité qui n'est pas douteuse. Mais ils ne sont malheureusement pas possibles en tous les cas, et depuis quelques années on a essayé de traiter les péritonites puerpérales par une méthode plus radicale, nous voulons parler de la laparotomie.

Obs. xvii. — Femme âgée de 26 ans. Accouchement il y a six semaines. Pendant quatorze jours après l'accouchement, la malade se porte bien. A ce moment, douleurs rémittentes dans l'abdomen ; un peu plus tard, toux pénible avec expectoration abondante séro-purulente, dyspnée, sueurs profuses, abattement. Congestion de tout le poumon droit. Abdomen ballonné, non très sensible, sans œdème. Coloration brunâtre de la peau. Matité de la symphyse au cardia et des deux côtés. Pas de fluctuation bien manifeste, mais à la palpation on a la sensation d'un liquide épais. Écoulement purulent par une ponction exploratrice. Incision longue de deux pouces ; du pus épais, jaunâtre, abondant, s'en échappe. Par l'incision, on sent les intestins, mais nulle part on ne peut fixer une limite précise à la cavité. Injections phéniquées : dix jours après, la guérison était complète.

Obs. xviii. — Femme de 28 ans entre à l'hôpital dix jours après sa délivrance pour diarrhée et gonflement douloureux de l'épigastre. Au bout de dix jours, l'abdomen était bien plus distendu. La ponction exploratrice donne issue à du pus. Le lendemain, incision sur la ligne blanche. Il s'écoule beaucoup de pus renfermé entre la ligne blanche et les intestins accolés. On fait une courte ouverture au-dessus du pubis pour faciliter le drainage. Drains et pansements antiseptiques. Les jours suivants, quelques symptômes d'empoisonnement par l'acide phénique. Écoulement abondant ; affaiblissement rapide ; la mort arrive le quatrième jour.

Autopsie. — Plusieurs petites collections purulentes entre les anses intestinales accolées et en dehors du drainage. Vive inflammation du péritoine autour de l'utérus et de l'ovaire.

Obs. xix. — Femme 21 ans, accouchée au forceps qui eut de la fièvre, puis brusquement au bout de six semaines une péritonite aiguë. La laparotomie conduisit sur une péritonite suppurée par rupture d'un abcès de l'ovaire. — Guérison.

De ces observations il semble résulter que, lorsque l'infection puerpérale est limitée au péritoine, la laparotomie présente de grandes chances de succès. Elle a en effet un double but : à l'instar de la ponction, elle permet l'évacuation complète et méthodique du pus ; elle présente sur cette dernière l'immense avantage d'ouvrir largement la collection liquide et de permettre le nettoyage complet de la cavité abdominale. De plus, au moyen de drains introduits dans la plaie, on arrivera à permettre l'écoulement facile du pus, on évitera la stagnation de la grande cavité séreuse, et on parera de la sorte aux accidents infectieux secondaires qui constituent, en somme, la principale gravité de la péritonite primitive.

Malgré tous ces grands avantages, il est à craindre que la laparotomie ne soit pas acceptée par tous les malades, et que cette opération ne reste limitée à la clientèle d'hôpital. En outre, par le fait de l'affection péritonéale préexistante, elle ajoute sa gravité propre, qui est incontestable, aux dangers de la maladie primitive. Les statistiques, peu nombreuses du reste, sont peu encourageantes. Krecke, en particulier, a opéré 12 péritonites puerpérales et compte 8 morts. Dès lors, il paraîtrait plus rationnel de combiner la ponction à la laparotomie. En présence d'une péritonite avec épanchement abondant, pratiquer la ponction paraît être l'indication la plus immédiate. Si le liquide ne se reforme pas, si les accidents disparaissent, on aura la satisfaction d'épargner à la malade les appréhensions et les dangers d'une opération plus radicale. Si au contraire l'épanchement se reproduit, et surtout si les phénomènes généraux persistent, il sera permis alors d'ouvrir largement la cavité péritonéale, de laver la séreuse et d'assurer le libre écoulement des liquides. A l'appui de notre manière de voir, nous citons l'observation suivante publiée par Besnier :

OBSERVATION XX (Besnier, *Union médicale*, 1887, résumée).

Mme. X..., 26 ans, accouche le 27 août 1886. Travail normal. Le quatrième jour après l'accouchement : frissons, fièvres, douleurs abdominales, ballonnement, diarrhée. Au bout de quinze jours, la malade, transportée à la campagne, présente une certaine amélioration. Les douleurs persistent cependant du côté du ventre, qui devient de plus en plus volumineux. La malade est ramenée à Paris. Face amaigrie, pouls petit, sueurs, vomissements. Ventre très distendu, sensibilité spontanée modérée, plus marquée à la palpation, surtout sur le côté.

A la percussion, sonorité exagérée dans le tiers supérieur, matité absolue dans toute la partie inférieure avec flot très net d'un côté à l'autre. La matité descend très bas dans les flancs. On diagnostique : péritonite puerpérale avec épanchement abondant, contre lequel une ponction fut déclarée urgente. Après quelques applications de teinture d'iode et de collodion qui n'amènent aucun résultat, la ponction est faite à gauche avec un trocart de moyen volume et donne lieu à un écoulement de 5 litres 1/2 de liquide purulent.

Le soir, le ventre, qui s'était tout d'abord affaissé, a repris de volume. Pas de douleurs ni vomissements. Pas de fièvre.

Les jours suivants, l'état général s'améliore peu à peu. Le ventre est légèrement ballonné. Pas de matité cependant ni de fluctuation. La reproduction de l'épanchement, qui était à redouter, ne s'est plus faite.

Peu à peu, le ventre reprend son volume normal et devient souple dans toute son étendue. La malade guérit bientôt complètement.

Péritonite généralisée secondaire.

Nous avons vu dans les observations précédentes la laparotomie donner des résultats satisfaisants. Il n'en est plus de même lorsqu'il s'agit d'intervenir dans des septicémies graves, où la localisation sur le péritoine n'est en somme que l'expression d'un état général infectieux. Dans les observations suivantes, l'évolution rapide, le caractère infectieux, suffisent à expliquer la terminaison fatale.

OBSERVATION XXI (Bouilly, résumée).

L..., 18 ans, primipare, accouche le 21 mars 1886. Accouchement normal. dix-neuf heures après, frisson intense. Temp. 38°,5.

23 mars. Sueurs, céphalalgie, douleurs abdominales, exagérées par la pression. 38°,2 ; P. 120.

24. Vomissements, ventre ballonné.

25. Temp. 39°. Ventre très tendu, on constate une certaine quantité de liquide. Laparotomie médiane sous-ombilicale de 6-7 cent. Écoulement de liquide jaunâtre. Lavages péritonéaux. La mort survient la nuit.

OBSERVATION XXII (Bouilly, résumée).

L..., 27 ans, accouchement normal le 18 avril 1886. Le 20, 38°,3. 21, 37°,8 ; P, 116. Ventre ballonné, douleurs intestinales. 22, état général mauvais, ventre ballonné, douleurs abdominales diffuses. Temp. 39°,5 ; Resp. 62 ; pouls petit, serré. L'intestin, piqué, donne issue à des matières fécales. — Lavage, drainage. Mort trois heures après l'opération.

Personne certainement ne blâmera le chirurgien qui, en présence d'une malade vouée à une mort certaine, ouvrira le péritoine pour tenter de lui donner une dernière chance de salut. En 1883, Lawson Tait écrivait : « Bien que dans ces cas on ait rarement affaire à une simple péritonite, la mort étant la règle, j'essayerais volontiers la laparotomie. Il faut convenir pourtant que les deux observations de Bouilly ne sont guère encourageantes. Nous avons montré comment la laparotomie ne pouvait que difficilement agir contre une péritonite secondaire. Une opération plus précoce aurait-elle augmenté les chances de succès de l'opération en modifiant un des foyers les plus importants de l'infection ? C'est là une question qu'il est difficile de résoudre, mais nous ferons remarquer que dans sa deuxième observation la laparotomie a été pratiquée quarante heures après le début de l'ascension thermique et qu'il nous paraît bien difficile de pratiquer plus hâtivement une intervention aussi grave.

Nous nous résumons donc en disant : La laparotomie peut être tentée dans les péritonites secondaires comme ressource ultime ; mais, par le fait même qu'elle est pratiquée à un moment où l'infection est déjà généralisée, on doit la considérer comme un moyen héroïque sur lequel il n'est pas permis de trop compter.

CONCLUSIONS.

1° L'irrigation continue convient aux accidents septicémiques de légère intensité. Dans les septicémies intenses, elle doit être considérée comme un auxiliaire puissant du curettage.

2° Le curettage, considéré comme moyen prophylactique, est plus dangereux qu'utile.

3° Comme moyen curatif, il est indiqué : (*a*) lorsqu'il y a persistance ou aggravation des phénomènes infectieux, sans rétention du placenta ou des membranes;

(*b*) Dans les cas de rétention.

4° Il doit être pratiqué avec la plus grande réserve dans les périmétrites puerpérales.

5° Dans la péritonite primitive survenant de bonne heure après l'accouchement, avec frisson peu intense, état général peu altéré, on recourra en premier lieu à la ponction; si les accidents persistent ou s'aggravent, à la laparotomie.

6° Dans la péritonite secondaire, manifestation de l'infection générale, la laparotomie sera considérée comme une ressource ultime, mais des plus incertaines.

OBSERVATION XXIII (Audebert, résumée).

Avortement accidentel à 4 mois 1/2. — Rétention de débris placentaires. — Infection. — Irrigation continue. — Guérison.

L..., 37 ans, de bonne santé habituelle, avorte à quatre mois et demi le 18 mai 1886. Le placenta est retenu dans la cavité. A la suite d'efforts d'extraction, il vient en partie, dégageant une odeur fétide. On renonce à une extraction plus complète. Une injection intra-utérine est faite avec le plus grand soin.

19. Temp. matin 38°,4 ; soir 38°,5. Lochies fétides.

20. Temp. matin 38°,8 ; soir 38°,4.

21. Temp. matin 39°,5 ; soir 39°.

De la vulve s'échappe une odeur de putréfaction caractéristique. Pas de frisson. Néanmoins, vu la température élevée, on fait de l'irrigation continue avec du sublimé à 1/1000.

Vers le soir, des débris assez volumineux sont expulsés. Dans la nuit, diarrhée fétide.

22. Temp. matin 37°,4 ; soir 37°. Quelques débris sont ramenés. Il est passé environ 250 litres d'eau dans l'utérus. État général meilleur.

23. Temp. 37° ; soir 37°,2. Dans la nuit, la malade a expulsé un morceau de placenta ayant presque le volume du poing, qui répand, quand on le dilacère, une odeur infecte. État général bon.

L'irrigation est continuée jusqu'au soir. A dater de ce moment, la température reste normale ; l'involution utérine se fait bien, et la malade sort guérie le 28 mai.

OBSERVATION XXIV (Pinard et Varnier, résumée. *Ann. de Gyn.* 1886).

R..., 27 ans, primipare, entrée le 3 octobre 1885. Présentation du siège. Insertion vicieuse du placenta. Hémorrhagies à répétition pendant les quinze derniers jours de la grossesse. Hémorrhagie grave le 3 au matin. Pendant tout ce temps, R..., est assistée par une sage-femme qui a, le matin même, essayé en vain d'arrêter l'hémorrhagie. R... arrive à l'hôpital à trois heures du soir dans un état d'anémie profonde. Rupture immédiate artificielle de la poche des eaux à la dilatation comme une pièce de 50 centim. Accouchement spontané deux heures après, sans nouvelle hémorrhagie, d'un enfant mort qui se présente par le siège. Septicémie débutant le lendemain. Malgré le traitement classique, les accidents s'aggravent et la température continue à monter. Elle atteint le deuxième jour 40°,2. Irrigation intra-utérine pendant dix-sept jours. — Guérison.

OBSERVATION XXV (Pinard et Varnier. *Ann. de Gyn.*, 1886).

Mina G..., 28 ans, secondipare. Avortement de trois mois, chez elle. Le placenta reste dans l'utérus. Entrée à l'hôpital trois jours après. Écoulement fétide, état général mauvais, pouls 120; température prise à l'arrivée, le matin 38". Septicémie, embolie pulmonaire, phlegmatia gauche. Manie puerpérale. Injection continue intra-utérine pendant sept jours.— Guérison.

OBSERVATION XXVI (Pinard et Varnier. *Ann. de Gyn.*, 1886).

Marguerite N..., 25 ans, primipare. Présentation du sommet O. I. D. P. Accouchement à 8 mois 1/2, le 12 décembre à cinq heures du soir, dans le service. Enfant vivant. Délivrance naturelle.
Le lendemain soir 13, grand frisson. Température oscillant 40°. Injection intra-utérine au biiodure de mercure (10 litres de solution à 1/2000). Injections vaginales toutes les deux heures. Le 14 au matin, 38°,2; injection intra-utérine. A midi et demi 40°. Symptômes de métropéritonite. A une heure de l'après-midi, on commence l'irrigation continue, qui est continuée pendant dix jours sans interruption.— Guérison.

OBSERVATION XXVII (Mme Gachas-Sarraut, résumée *Nouv. Arch. d'Obst. et Gyn.*, 1889).

Accouchement normal. — Septicémie. — Curettage. — Guérison.

Primipare, accouchée le 9 mars, chez une sage-femme. Accouchement et délivrance normale. La sage-femme fait appeler le 12 mars Mme Gachas-Sarraut, qui constate les signes suivants : Langue saburrale, ventre ballonné, indolore, lochies fétides, utérus atteignant la partie supérieure de l'abdomen, la vessie très distendue et au niveau de la vulve une déchirure allant jusqu'à l'anus. Température rectale 39°,5.

Le cathétérisme donne 2 litres d'urine. Lavage de la plaie. Injection intra-utérine qui ramène des débris de membranes, des lambeaux de cotylédons. Temp. du soir 39°,4.

13. Temp. matin 39°,3. Lochies odorantes. Ventre ballonné. Miction impossible. Cathétérisme et nouvelle injection intra-utérine, ramenant encore des débris. Soir, temp. 39°,4.

14. Curettage. Deux heures après, temp. 40°,6 ; le soir 39°,8.

15. Temp. 40°. Écoulement abondant et purulent. Injection intra-utérine.

16. Temp. matin 39°,5; soir 40°. Injection; quantité énorme de pus dans l'injection.

17. Temp. matin 39°,4; soir 39°,8.

18. Temp. matin 39°; soir 39°,5.

19. Temp. matin 39°,4; soir 39',8. Injection intra-utérine.

21. Temp. matin 39°,6; soir 40°. L'état local est cependant amélioré.

22, 23, 24. Temp. matin 40°,5, 40°,5, 39°,8 ; soir 40°,1, 40°,6, 40°,1. L'état général n'est pas mauvais, malgré l'élévation de température.

25. Temp. matin 37°,5; soir 37°,8. La température diminue les jours suivants. Le 4 avril, la malade, quoique maigre et très affaiblie, est guérie.

OBSERVATION XXVIII (Charrier).

Accouchement normal. — Délivrance incomplète. — Rétention des membranes. — Injection. — Curettage. — Guérison.

F..., Anna, 22 ans, entrée le 19 juin 1890. Bonne santé habituelle, jamais de fausse couche, ni d'enfant. Cette malade entre à la salle Nathalie-Guillot pour de la vaginite, elle est enceinte de quatre mois et demi à son entrée. A la fin du mois de juillet, la malade accuse des douleurs vives dans les reins et le bas-ventre, elle perd un peu de sang.

7 août. La malade, reprise de nouveau de douleurs, est descendue à la salle Fracastor, elle a mauvaise mine, la peau est sèche, quoique la température axillaire ne soit que de 37°. Le travail n'était pas encore commencé, et la malade perdait à peine ; on lui

administra 1 centigr. de morphine et un lavement avec 15 gouttes de laudanum.

La nuit du 9 au 10 se passe très bien, la malade déclare n'avoir jamais si bien dormi.

10. A 3 heures de l'après-midi, on appelle l'interne de la salle d'accouchements parce que la malade se plaint de douleurs très vives. Le toucher permet de constater la dilatation du col à son maximum et la tête de l'enfant engagée dans l'orifice.

La malade pousse, et le fœtus, du sexe masculin, est expulsé. Il est bien constitué et a vécu trois quarts d'heure.

La malade perd très peu ; un quart d'heure après, elle se plaint de douleurs et expulse spontanément un placenta normal, mais complètement découronné, toutes les membranes restant dans l'utérus; il est impossible de les retirer avec le doigt, l'orifice extérieur s'étant immédiatement refermé. On fait à la malade une injection chaude au 1 %. Temp. soir, 37°, 6.

Le lendemain matin, la malade se trouve bien, les membranes ont été expulsées spontanément en grande partie, on les retrouve dans le vagin en faisant l'injection ; le soir, nouvelle injection vaginale. Temp. soir 37°,6.

A 8 heures, c'est-à-dire trente heures après l'accouchement, la malade est prise d'un frisson intense avec claquement des dents.

L'interne de garde appelé prend la température dans l'aisselle et constate 39°. On fait alors une injection intra-utérine qui ramène quelques lambeaux de membranes et des caillots dont l'odeur est caractéristique.

Le lendemain 12 août. Temp. 37°,6 dans le rectum. Une injection intra-utérine est pratiquée à 10 heures et ramène des débris infects de membranes.

A 2 heures 38°,2. Nouvelle injection intra-utérine avec du sublimé au 1 % suivie d'un litre d'eau bouillie. Quelques fragments de membranes sont encore expulsés, mais ils n'ont plus d'odeur.

A 7 heures 37°,8 (température rectale).

13. A 7 heures du matin, température rectale 37°,2. Le curettage, décidé la veille, est pratiqué malgré l'abaissement de la température et comme moyen préventif afin d'éviter les accidents tardifs (métrite et salpingite).

La malade est chloroformée; son utérus, mesuré avant l'opération, a 12 centim. 1/2. Le curettage ramène un demi-verre de membranes putréfiées et d'une odeur infecte mêlées à quelques caillots.

Température axillaire du soir 38°,6.

Le lendemain, la malade se trouve mieux, elle a reposé un peu, la température s'est abaissée à 37°. Il s'est fait un lavage intra-utérin avec de l'eau phéniquée faible suivi d'un autre à l'eau bouillie, et une lanière iodoformée est introduite dans la cavité utérine; un tampon de gaze est appliqué sur le col.

15. La température se maintient à 36°,8 le matin et 37°,4 le soir. — On renouvelle le pansement et le lavage intra-utérin indiqué plus haut.

La malade mange et a repris bonne mine. La cavité utérine n'est pas revenue sur elle-même, elle mesure encore le 19 août 10 centim. 1/2 à l'hystéromètre.

1er septembre. Elle est revenue sur elle-même et ne mesure plus que 7 centim.

OBSERVATION XXIX (Chartier, résumée).

Accouchement normal. — Infection le 4e jour. — Curettage. — Guérison.

Fl..., 21 ans, accouche, le 21 juin 1890, d'un enfant à terme. L'accouchement fut normal. Pendant l'accouchement, on se servit par mégarde, pour sonder la malade, d'une sonde en argent, uniquement destinée à l'usage d'une autre malade traitée dans le service pour une cystite purulente.

Le cinquième jour, violent frisson. Temp. 40°,8. Injection intra-utérine. A midi, nouveau frisson. A 5 heures, temp. 40°,8. Nouvelle injection intra-utérine.

Le soir, l'état n'ayant pas changé, on pratique l'irrigation continue.

Le lendemain, l'état général s'aggrave; frissons, langue sèche, pouls petit, fréquent. Temp. 40°,2.

Les débris ramenés par l'irrigation n'ont pas d'odeur.

Devant cet état, M. Pozzi fait le curettage le 25 juin.

26. T. 40° et au-dessus.

27. Temp. au-dessus de 40°, mais l'état de la malade est sin-

gulièrement amélioré; jusqu'au 4 juillet, la température reste entre 38° et 38°,5, ce qui paraît dû à une ulcération anfractueuse siégeant à l'entrée du vagin.

5. Température normale. La plaie du vagin est cicatrisée.

La malade sort le 14 août en parfait état.

OBSERVATION XXX (Chartier, résumée).

Avortement de 3 mois. — Rétention du placenta. — Septicémie puerpérale. — Curage de l'utérus. — Guérison.

Mme X..., 30 ans, sans antécédents héréditaires, a eu 7 enfants. Première grossesse à 23 ans, accouchement à terme et normal.

Enceinte de trois mois, elle fait une chute dans la rue. Neuf jours après, expulsion d'un fœtus macéré : odeur fétide. Rétention du placenta. Frisson. Temp. 39°,6. Injectious phéniquées à 2 %.

25. Pas d'hémorrhagie. Expulsion d'un fragment de placenta. La malade est dans un état de faiblesse extrême.

27. Expulsion d'un caillot volumineux à moitié putréfié. Aussitôt la malade est prise de frissons violents. Temp. 39°,8. Prostration de plus en plus marquée.

Le soir, M. Doléris fait le curettage, et ramène de nombreux morceaux de placenta et de débris de membranes dégageant une odeur fétide. Deux heures après, 39°.

La température varie les jours suivants entre 37° et 37°,5. Pas d'hémorrhagie ni de sensibilité de l'abdomen. La malade est bientôt complètement rétablie.

OBSERVATION XXXI (Borel).

Avortement. — Infection. — Curettage. — Guérison.

Mme L..., de Saint-Vincent, jeune femme vigoureuse, àgée de 28 ans, n'a jamais eu d'enfants.

14 juin 1887. Elle a souffert de coliques violentes, perdu du sang et des caillots après une suspension de règles de deux mois environ. Appelé seulement le 25 juin, je trouve Mme L... avec de la fièvre. T 38°,6, je constate un écoulement séro-sanguin fétide et je trouve le col entr'ouvert, mais ne permettant pas l'introduction du doigt. Je curette et je retire des débris d'une odeur assez forte.

Le lendemain, temp. 38°, et il n'y a plus trace de sang dans les lochies. Rétablissement complet le huitième jour après l'opération.

Avortement de 4 mois. — Septicémie puerpérale grave. — Curage. — Guérison.

Mér..., 31 ans, avorte à quatre mois, le 5 novembre 1888. Le placenta reste dans l'utérus. On ne fait pas d'injection. Le 15, fièvre, fétidité des lochies.

17. Grand frisson, hémorrhagie, syncopes, convulsions. Le placenta sort en partie putréfié.

18. Nouveau frisson le soir.

19. La malade entre à l'hôpital. Écoulement lochial fétide.Ventre un peu ballonné, légèrement douloureux à gauche. Pas de vomissements ni diarrhée. Rien aux poumons. Un peu d'albumine. Temp. 39°,4 ; P. 120. — Grande irrigation vaginale.

20. Temp. matin 39°,2 ; soir 37°,4. Frisson à 9 heures du matin. — Injections vaginales toutes les deux heures.

La température oscillant entre 37°,2 et 39°,8, l'état général étant de plus en plus mauvais, M. Rigal fait le curettage et ramène des débris de caduque et des membranes presque sans odeur. Après l'opération, temp. 39°,8.

23. Temp. matin 37°,6 ; soir 38°,6. Nuit bonne. Amélioration. Pas de douleur abdominale.

24. Temp. matin 36°,6 ; soir 37°,2. Le pansement n'offre pas d'odeur. Les jours suivants, pansement à l'iodoforme, la température reste normale.

15 décembre. La malade part guérie.

OBS. XXXIII (Gallois, *Dauphiné médical*, janvier 1891).

Infection post-puerpérale. — Lavage intra-péritonéal. — Guérison.

Le 3 novembre de cette année, j'isolais dans une salle spéciale une femme qui venait d'entrer dans mon service pour y expulser presque immédiatement un œuf entier putréfié d'environ cinq mois. Des lavages antiseptiques abondants avaient été pratiqués, et une seule fois la température rectale avait atteint 38°.

Trois jours plus tard, une température de 38°,2 était constatée chez une accouchée au neuvième jour. Cette accouchée était isolée à son tour. Dans ce dernier cas, glace sur le ventre, naphtol à l'intérieur, lavages antiseptiques. Dès le lendemain, la température s'abaissait définitivement sans autres complications.

Pour les soins à donner à ces deux femmes j'avais dû installer à ce titre dans la salle d'isolement une fille enceinte, Claire G..., très bien portante et que je ne supposais pas devoir accoucher avant une quinzaine de jours.

Le 6 novembre cependant, Claire G... commençait à ressentir quelques douleurs, mais n'en disait rien et continuait ses fonctions d'infirmière tout en faisant elle-même, chaque jour, une injection vaginale antiseptique.

Le 8, Claire G..., évidemment en travail, est envoyée au bain de sublimé et débarrassée de tous les vêtements qu'elle portait dans la salle d'isolement.

Rien de particulier à noter au point de vue de l'accouchement ; quatre heures de vrai travail ; expulsion en O I G A d'un enfant vigoureux de 2,900 gram ; légère hémorrhagie de délivrance arrêtée par quelques frictions extérieures. Délivrance par expression pure dix minutes après l'accouchement.

Le placenta entier pèse 600 gram.

Pas de déchirure périnéale, mais seulement une légère éraillure de la muqueuse sur la face interne d'une petite lèvre. Injection vaginale quotidienne de sublimé à 0,25/000.

Aucune anomalie des suites de couches pendant les neuf premiers jours, sauf un peu d'écoulement lochial les septième et huitième jours.

Le neuvième jour, céphalalgie légère. Le thermomètre monte brusquement à 39° sans frissons. Claire G... est isolée à son tour. — Naphtol, lavement, glace sur le ventre.

Le dixième jour, la température rectale reste inférieure à 38°.— Au onzième jour, elle monte à 40°,2. — Lavage intra-utérin, glace.

Le douzième jour, température du matin 39°, du soir 40°,3.— Nouveau lavage intra-utérin. La glace est continuée.

L'état général est mauvais, il y a du délire, de l'ictère, du ballonnement du ventre et dans la nuit des vomissements répétés.

Le treizième jour, température du matin 40°,4. L'état général est de plus en plus mauvais, bien que la malade, plongée dans un état semi-comateux, ne se plaigne de rien, même pendant l'exploration par le palper de son ventre distendu.

Malgré l'absence de signes évidents d'une localisation de la maladie, je me décide à aller chercher directement s'il n'existe pas dans le péritoine quelque foyer purulent.

La malade est anesthésiée au chloroforme dans l'attitude conseillée par Trendelenburg : tête en bas, siège relevé.

A deux centimètres au-dessus de l'ombilic jusqu'à un centimètre du pubis, incision médiane. Le ballonnement du ventre rend assez difficile le refoulement des anses intestinales distendues. Toutefois, avec l'aide obligeante de notre excellent confrère le Dr Nicolas, je parviens à voir les culs-de-sac péritonéaux et l'utérus de volume normal. Seul le ligament large du côté gauche est plus volumineux que de coutume, mais cette augmentation ne me semble pas atteindre un degré suffisant pour autoriser une intervention plus radicale. Pas de pus dans les culs-de-sac; pas d'adhérences, pas même de la congestion bien évidente des anses intestinales ou du péritoine.

Décidé dès lors à refermer le plus promptement possible l'abdomen, je me borne à faire rapidement dans la cavité péritonéale, au milieu des anses intestinales revenues en place, un abondant lavage à l'eau salée bouillie et tiède, puis un lavage plus modéré avec une solution biiodure de mercure à 1/8000e. Les parois abdominales sont ensuite fortement pressées pour faire ressortir le liquide. Suture des parois à la soie et sur trois plans ; pansement à l'iodoforme et au coton.

Il n'a été fait à la suite de cette intervention aucune injection de morphine, et la quantité de chloroforme absorbée avait été très faible (Méthode de Junker).

Le traitement consécutif a consisté seulement dans le maintien très médiat d'une vessie de glace par-dessus le bandage.

Dans la soirée, douleurs abdominales assez vives. La malade semble sortir de son état semi-comateux. La température a baissé beaucoup : 38°,8 le soir au lieu de 40°,4 constatés le matin. Dès le même soir, plus de vomissements, le ballonnement du ventre diminue.

Le lendemain, selle spontanée.

Pendant la semaine qui suit, l'ictère, loin de diminuer, a plutôt augmenté de même qu'un œdème généralisé sans albuminurie, et la malade a conservé son aspect cachectique sans coma et presque sans fièvre. Une seule fois, le huitième jour, après quelques jours de constipation, accès momentané à 40°. — Lavement purgatif ; la température redescend à 38°.

La convalescence de cette malade, aujourd'hui guérie, n'a été interrompue que par trois petits accidents : 1° un petit abcès de la fesse ; 2° un peu d'infection superficielle après l'enlèvement des fils de la suture cutanée mal protégée par le bandage ; 3° enfin un abcès du sein à la fin de la troisième semaine.

BIBLIOGRAPHIE

PINARD et VARNIER. — De l'irrigation continue comme traitement prophylactique et curatif des infections puerpérales (Ann. de Gyn.,
décembre 1885).

GERBAUD. — Rétention du p'acenta et des membranes dans l'avortement. Thèse d'agr. Paris, 1886.

GIGLIS. — Lavages intra-utérins dans l'infection puerpérale (Ann. di
Ostetr.).

GRUNEWALD. — Ueber intra-uterine Therapic in Puerperium (Saint-
Pétersbourg, Med. Woch., 1878).

MANGIN. — Quelques accidents provoqués par les injections intra-utérines (Nouv. arch. d'Obst. et de Gyn., 1887).

FONTAINE. — Des injections intra-utérines. Thèse de Paris, 1869.

MASSY. — Étude sur les injections intra-utérines. Thèse de Bordeaux,
1886.

RODENSTEIN. — Intra-uterine injections (New-York med. J., 1886).

GUMMING. — Prolongirte und permanente intra-uterine irrigation bei
Puerperale Sepsis. Iéna, 1886.

TALBOT. — Puerperal septicemia and constant irrigation of uterus (New-
York med. Record, 12 janvier 1884).

CHARTIER. — Curage utérin dans la septicémie puerpérale (Nouv. arch.
d'Obst. et de Gyn., 1889).

MISRACHI. — Contribution à l'étude de la rétention du placenta (Nouv.
arch. d'Obst. et de Gyn., 1887).

DOLÉRIS. — 1° Curage dans le traitement de la métrite puerpérale
(Journ. de Méd. de Paris, 5 août 1888).

— 2° Conduite à tenir dans l'avortement. Curage et écouvillonnage de l'utérus (Nouv. arch. d'Obst. et Gyn., 1886).

AUVARD. — Antisepsie obstétricale (Arch. tocol., oct 1888).

BOREL. — Curettage utérin dans les accidents consécutifs à l'accouchement et à la fausse couche (Nouv. arch. d'Obst. et de Gyn.,
fév. 1890).

CHARRIER. — Du curettage précoce dans l'infection puerpérale envisagé comme moyen thérapeutique et prophylactique (Arch. de Tocol. et de Gyn., août 1891).

PICHEVIN. — Du curage de l'utérus (Nouv. arch. d'Obst. et Gyn., 1890).

ALLOWAY. — Curetting the uterine cavity in a case of puerperal septicemia occuring fourth day ofter delivery, rapid recovery.

POZZI. — L'antisepsie en gynécologie (Progr. méd., 7 janv. 1887).

VULLIET. — Le curage de la cavité utérine (Journ. de Méd. de Paris, 21 août 1887).

PERAIRE. — Endométrites infectieuses. Thèse de Paris, 1889.

QUINQUAUD. — Essai sur le puerpérisme infectieux. Thèse de Paris, 1872.

BOUREAU. — Curage de l'utérus. Thèse de Paris, 1887.

BROWNE. — De l'emploi de la curette après l'avortement (Med. News., 27 mai 1886).

CURRIER. — Curettage en gynécologie et en obstétrique (Annales of Gynec., mai 1889).

DESPRÉAUX. — Curettage de l'utérus. Thèse de Paris, 1888.

FISCHEL. — Zur Therapie der puerperalen Sepsis (Archiv. für Gyn., XX, 1882).

FRITSCH. — De la fièvre puerpérale et de son traitement local (Volkmann's Samm. klin. Vortraege, 1876).

GACHES SARRAUT. — Curettage dans la septicémie puerpérale (Nouv. arch. d'Obst. et de Gyn., 1889).

PLONIES. — De l'emploi de la cuiller tranchante dans l'endométrite puerpérale (Centralbl. für Gyn., janvier 1884).

PROCHOWNICK. — De l'emploi de la curette tranchante en gynécologie et en obstétrique (Volkmann's Samm. klin. Woch., 1883).

RUNGE. — Traitement de la septicémie puerpérale (Volkmann's Samm. klin. Vortraege, 1886).

DEPAUL. — Ponctions contre le tympanisme dans les péritonites puerpérales (Soc. chir., 3 mai 1871 et Gaz. Hôp., 1871, pag. 335).

FRAENKEL. — Ueber puerperale Peritonitis (Deutsch. med. Wochen., 1884, n° 14, pag. 212).

NETTER. — De l'application de la pratique des ovariotomistes à la péritonite puerpérale (Rev. méd. de l'Est, 1875, pag. 87).

TRUC. — Traitement chirurgical de la péritonite. Thèse d'agr. Paris, 1886.

BESNIER. — Péritonite puerpérale purulente. Ponction et évacuation de 5 litres de pus. Guérison (Union méd., 19 mai 1887).

DUPAQUIER. — Contribution au traitement de la péritonite par la laparotomie. Thèse de Paris, 1885

TAYLOR. — British med. Journal, 1886, tom. II, pag. 1212.

LAWSON TAIT. — Communication au Congrès de Berlin, 1887.

WIDAL. — Étude sur l'infection puerpérale, la phlegmatia alba dolens et l'érysipèle. Thèse de Paris, 1889.

ILLOWAY. — Péritonite puerpérale suppurée (Soc. obst. de Cincinnati, 14 janvier 1886).

GALLOIS. — Infection post-puerpérale, lavage intra-péritonéal. Guérison (Dauphiné méd., janvier 1891).

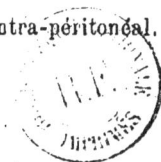

TABLE DES MATIÈRES

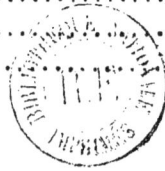

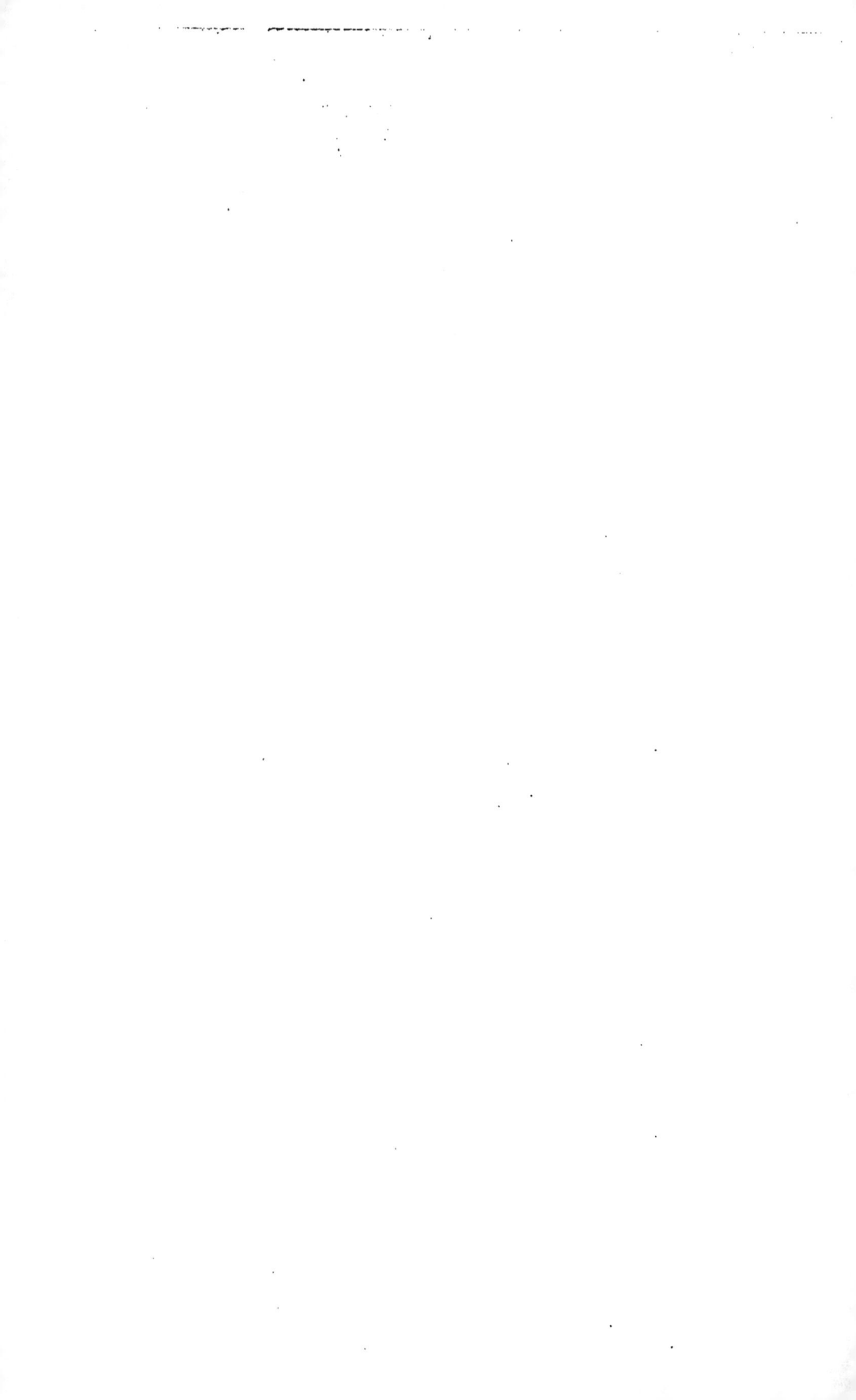

www.ingramcontent.com/pod-product-compliance
Lightning Source LLC
Chambersburg PA
CBHW070810210326
41520CB00011B/1891